増補改訂版

先生大変です!!
お医者さんの法律問題処方箋

全国医療問題研究会

耕文社

※本文で使用している法律名は以下の通りです。

一般使用法律名	正式法律名
個人情報保護法	個人情報の保護に関する法律
保助看法	保健師助産師看護師法
麻薬取締法	麻薬及び向精神薬取締法

〈推薦します〉

今と未来のために全力を注ぐ
すべての医療従事者必読の書

医師や看護師の皆さんにとって、目の前のいのちと向き合い全力を尽くすのは、仕事冥利に尽きることです。過去に引きずられず、全力を眼の前の患者さんとご家族の「今と未来」を見つめて最善を尽くしたいと皆考えます。しかし人間は考える葦です。職場のストレス、気の緩み、脇の甘さなど、医療従事者の周囲には過ちが起きる環境がどこにでも転がっていると言わざるを得ません。

医学医療は時々刻々と進化します。患者さんやご家族に対する説明の在り方も医療技術の進歩とともに変貌します。そのようなスピード感に応えるべく『先生大変です!!』の増補改訂版が完成しました。医療訴訟のプロの弁護士の先生方による最新版が、Q＆A形式の例示で解りやすく書かれています。医療業務でヒヤリハットの経験を持つ方々は、本書を一読するだけで、「異なる専門家の視点」を理解することによって、皆さん自身の「今と未来」のリスクを最小限にすることができることでしょう。それは患者さんへの医療の質の向上につながるはずです。

令和３年３月吉日

慶應義塾大学医学部教授　末松　誠

本書出版にあたって

世に医療事故の被害に遭ったり、病院などでハラスメントを受けたりした場合の患者側の救済方法についてのノウハウを書いた書物は枚挙に暇《いとま》がありません。

しかし、一見強い立場にあるように見える医師の多くは、実は極めて弱い立場にあり、常に医療過誤で訴訟を起こされるのではないだろうかなど色々な不安におびえているのが現状です。そこで３年前に発刊したのが、『先生大変です!!』旧版です。

旧版においては、今までこのような弱い立場にある医師が困った事態に陥った場合のノウハウや危機打開策を気鋭の弁護士たちが渾身の力を振るって記しました。旧版はお陰さまで医師や医療従事者の皆様に好評を以て迎えられました。しかしその後の世の中の変化に伴い、新しいタイプの各種問題が生じてきました。そこで我々研究会は、旧版では網羅できなかった各種事案について新たに増補改訂版を執筆しました。医師の方々を始めとする医療現場の皆様、是非旧版と共に本書を御利用ください。

令和３年２月20日

石上法律事務所　弁護士　石上晴康

（一般社団法人日本循環器学会顧問）

◇もくじ◇

第1部 診察編

カルテ・診断書・看護記録

同意書

証拠保全と照会

守秘義務

患者に対する対応

損害賠償請求

応召義務（医師法19条）

その他

第2部 経営編

雇用問題

診療報酬

病院・診療所経営

税　金

第 1 部

診察編

カルテ・診断書・看護記録

1　カルテの書き方

Q　医療訴訟に巻き込まれないために、あるいは、巻き込まれた時に役に立つカルテや看護日誌などの記載方法などがあれば、教えてください。

A　医師の行った検査、治療に加えて、説明や指導内容、患者の同意の有無などを簡潔に、かつ、具体的に記載するようにしましょう。

カルテには、SOAP、すなわちSubjective, Objective, Assessment, Planを記載することを心掛けておられると思います。しかしながら、これらの記載内容だけでは、医療訴訟に勝てるカルテの記載とはなり得ません。

医師がどのような検査や治療を行ったかは当然記載されますが、加えて患者らに対し、いかなる説明や指導を行ったのか、患者に同意があったかどうかを簡単でも結構ですので、カルテに一言記載しておくべきでしょう。

カルテは、患者のために記載するものではありますが、いざ患者とトラブルになった際に医師を守る「盾」にもなり得るのです。

カルテなど書類の記載に時間がとられるよりも１分でも患者の治療の

ほうに時間と労力をかけたいと思うのが医師の常ではありますが、カルテなどを記載する際には「もし、この事案で医療訴訟を起こされたとしたら」ということを意識しながら、記載しましょう。

医療裁判においては、カルテなどに記載のないものは「存在しなかった」ものとして取り扱われる傾向があります。些細な巡回などについても、訪問時間だけでもよいので記載しておくべきです。

実際、病院側は、当該患者の様子を窺うために30分から１時間おきの頻繁な巡回を主張した事例において、看護日誌などに記載がなかったなどの理由で、裁判所に上記巡回が認められなかった事例もありました（東京地裁平成16年３月31日判決）。

また、裁判所の病院のカルテに対する信頼は厚いものがあり、そのためカルテの誤記が病院側にとって致命傷となることもあります。ミスは誰しも起こり得るものではありますが、カルテなどを記載する際にはくれぐれも誤記などのないように気をつけましょう。

また、他の検査結果や看護日誌などとの整合性も裁判において注視されます。

よって、カルテの記載内容が他の検査結果や看護日誌と齟齬や矛盾が生じないことにも気をつけてカルテを記載するようにしてください（大阪地裁平成９年１月24日判決参照）。

カンファレンスなどで看護師及び他の医療従事者とのコミュニケーションをしっかり取っておく必要があるでしょう。カンファレンスの結果も可能であれば、記録しておいたほうがよいかもしれません。

日頃から、看護師らに看護日誌にできる限り細かく具体的に記載するように指導や研修を行っておくことも大事だと思います。

Ｑ２にあるとおり、弁護士など専門家にカルテの記載内容などについて一度相談していただくのもよいと思います。

（弁護士　武本夕香子　兵庫県弁護士会所属）

2　カルテの記載

Q カルテの記載方法などを弁護士に相談すべきでしょうか。

A カルテの書き方だけでなく、定期的に弁護士による指導を受けるなど、しっかりコミュニケーションをとりましょう。

1　法律的に問題のないカルテの書き方については、定期的に弁護士による指導を受け続けるしか方法はありません。例えば、何か医療事故やトラブルが生じた場合、まず、患者がクレームなどをつけてきます。また、患者やその家族が院内調査や説明会の開催を求めてくる場合も多いものです。カルテなどの診療情報については、患者側から開示請求があれば、医師や歯科医師は、特段の事情がない限り、開示する義務を負います。そして開示請求があってから、カルテの開示をするまでには通常時間がありません。つまり、医療事故の発生後、カルテなどの開示請求があってからカルテの記載内容を追加・修正しようとしても間に合いません。また、医療訴訟になった場合、証拠としてのカルテの価値は、日々きちんとしたカルテを記載していればいるほど価値が高く、後から医療機関に都合のよい内容の記載をしても証拠としての価値が低くなることを肝に銘じておかなければなりません。

2　よく医療機関の医療安全担当者はこう言います。「当院に顧問弁護士はいますが、相談したことはほとんどありません」「顧問弁護士が当院に来たことはほとんどありません」。しかし、これではまったく意味がありません。医療機関の顧問弁護士がきちんと業務を行うためには、弁護士が定期的に医療現場に足を運び、当該医療現場の現状や課題を十分に理解することが不可欠です。医療現場の方とのコミュニケーションなくして、弁護士が医療機関の現場に即した適切なアドバイスをすることは困難です。定期的に弁護士が現場を訪問し、現場の状況を確認しておけば、医療事故などが生じた際にも、現場の感覚に沿った具体的かつ適切な対応が迅速にできるようになります。現場の医師・歯科医師や看護師の生の質問にもその場で一定の回答をし、現場スタッフの漠然とした不安を解消することも可能でしょう。

3　医療機関に対するクレームや医療訴訟などは日々発生し続けています。医療関係者は、「医療訴訟予防＝医療安全」ということを強く意識し、安全な医療を提供しなければなりません。そして、医療従事者が紛争を恐れることなく、かつ、萎縮せずに、自信をもって医療に集中できる「医療安全体制」がいま求められています。

4　そのためには、医療機関においては、「何かが起きたら弁護士に依頼する」のではなく、「何かが起きないように」日頃から弁護士によるサポートを受けることが最善です。これによって医療従事者は予防法務の考え方を身につけることができます。そして、その先に安心・安全な医療の提供が実現するものと考えます。

（弁護士　鈴木孝昭　東京弁護士会所属）

3　カルテの訂正・追記の問題

Q　ある患者さんが、私の治療が医療過誤だと主張して、証拠保全をかけてきました。証拠保全後に患者さんのカルテを見ると、症状・所見・診療計画は書いてありました。ところが、私が必ず行っている患者さんへの説明の事実が記載漏れになっていました。今後裁判で争われた際に、説明義務違反を指摘されても困るし、絶対に説明しているので書き加えておこうと思いますが、問題はありますか。

A　既に証拠保全された診療記録は、絶対に加除訂正すべきではありません。改ざんを疑われ、他の部分の信憑性も失われます。証拠保全の前後を問わず、カルテの改ざんが発覚すれば、それだけで敗訴のリスクが極度に上がります。

カルテの記載は、裁判などになった場合に極めて証拠価値が高い証拠となりますから、普段から診療事実をもれなく、日時と実施医師も明らかにして、改ざん不能なボールペン・インクで読みやすい字で記載すべきです。症状・所見・診療計画はもちろん、患者側に対する説明内容と患者側からの質問・医師の回答も正確に記載し、説明医師、立ち会った看護師、日時、患者氏名も記載すべきです。特に患者の妊娠・アレルギーについては赤字などで目立つように記載しておくべきです。

一方、推測・憶測・他医への批判、患者の性格などは記載すべきではありません。どうしても訂正（追記）する必要がある場合は、速やかに行い、訂正（追記）箇所が明らかになるようにして訂正（追記）日時・記載者も明記しておくほうがよいでしょう。訂正は、誤記箇所に二本線を引き、訂正と明記するなどして正しい内容を余白に記載します。修正液の使用は絶対に避けるべきです。

なお、証拠保全された診療記録はその時点の状態で記録として保存されていますから、証拠保全後に診療記録に加筆・訂正を加えた場合は、すぐに発覚して改ざんの疑いを掛けられることになります。医療裁判ではカルテの改ざんの疑いは敗訴の危険を極めて高くします。

最近は電子カルテが導入されていますが、いつ、どのような訂正をしたのか履歴が正確に残らない仕様の電子カルテは、裁判になった場合に証拠価値が下がりますからお勧めできません。カルテは単なる備忘録ではなく、いざというとき、医師を守る証拠なのですから、その記載は慎重かつ十分に注意してなされることをお勧めします。

その他、注意すべき点については、弁護士にご相談ください。

（弁護士　坂野真一　大阪弁護士会所属）

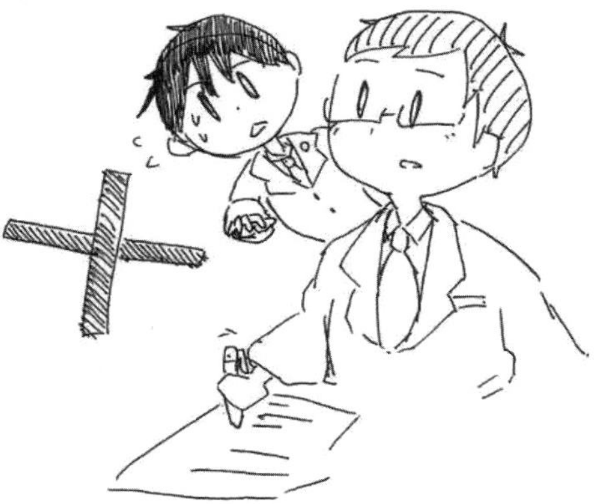

4　カルテ改ざんと証拠隠滅等罪

Q　医療ミスによって患者さんを死亡させてしまいました。カルテには、その医療ミスについての記載がなされていたことから担当医師は、自分を守るためにカルテを改ざんしてしまったのです。これは証拠隠滅等罪になってしまうのでしょうか。

A　証拠隠滅等罪には該当しませんが、絶対に行ってはなりません。

刑法第104条には、「他人の刑事事件に関する証拠を隠滅し、偽造し、若しくは変造し、又は偽造若しくは変造の証拠を使用した者は、３年以下の懲役又は30万円以下の罰金に処する」と証拠隠滅等罪について規定されています。

そして、医療ミスにより患者を死亡させてしまったとなると、その行為は、業務上過失致死罪（刑法第211条）に該当し、そのことが記載されているカルテというのは、「刑事事件に関する証拠」に該当します。

しかし、証拠隠滅等罪が成立するには、「他人」の刑事事件に関する証拠を隠滅などした場合に限られているため、自己の犯罪を隠すために行ったカルテの改ざんというのは、証拠隠滅等罪にはあたらないのです。

ただし、医療ミスを行った医師を庇うために他の者がカルテを改ざんしたり、「他人」の刑事事件に関する証拠を隠滅などした場合、証拠隠滅等罪に該当します。

なお、チーム医療における医療ミスの場合、そのミスの要因が複数の医師にあることがあり、「他人」の刑事事件なのか判断が難しくなりますので、その際には弁護士にご相談ください。なお、チーム医療の場合の証拠隠滅に関して東京女子医大事件（東京地裁平成16年３月22日判決）があります。

ただし、以上のとおり、自己の刑事事件に関するカルテを改ざんすることが刑法上の証拠隠滅等罪にはあたらないからといって、カルテの改ざんが認められているわけではありません。責任を免れる意図をもってカルテを改ざんするということは医師法第７条１項に規定されている「医師としての品位を損するような行為」に該当するため、医師免許の取消しや医業の停止などの行政処分の対象となり得ます。そのため、絶対にカルテの改ざんは行ってはなりません。

また、そもそも当該業務上過失致死事件の裁判においてカルテを改ざんした事実が問題となった場合、改ざんの事実が情状を悪くするのは必然と思われます。　　　　（弁護士　石上晴康　第二東京弁護士会所属）

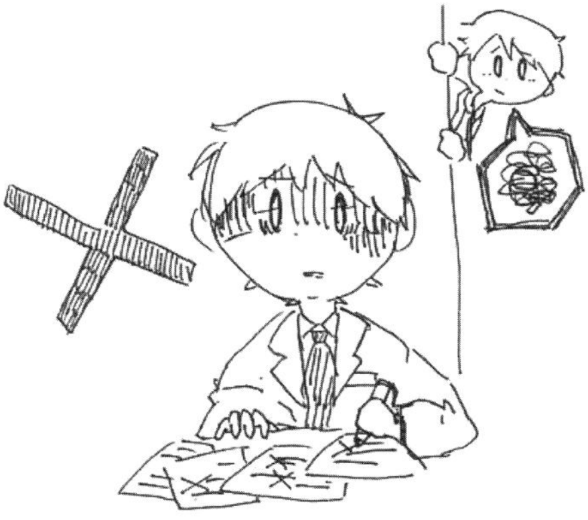

5　カルテ毀損と開示義務

Q　患者さんのカルテは電子カルテにしていますが、医院が隣家からの類焼により火事になり、コンピュータも壊れてしまいました。患者さんからカルテの開示要求がありましたが、カルテを渡すことができません。法的に何らかの問題が生じるでしょうか。

A　本件では、いわば不可抗力によるカルテ消失なので法的に問題が生じることは原則としてありません。ただし、病院建物の防災管理やコンピュータのセキュリティシステムに過失ないし不備がある場合には責任を負うこともあり得ます。

患者からカルテの開示を求められた場合、医療機関は、原則としてカルテを開示しなければなりません（個人情報保護法第28条２項）。しかし、開示するカルテ自体が存在しない場合には、そもそも開示する対象が存在しないため、この限りではないと考えられます。

次に、火事によるカルテの消失自体がカルテの保存義務に違反しないかについて説明します。まず、カルテは５年間の保存義務が課されています（医師法第24条２項）。そして、この保存義務に違反すると、50万円以下の罰金刑に処されるものと規定されています（同法第33条の２第１項）。そこで、火災による消失が、カルテの保存義務違反になるかについてですが、自己の責任に基づかない火災による消失では、原則保存義務違反とはならないとされています（昭和26年３月20日医収第172号新潟県知事あて厚生省医務局長回答参照）。ただし、本問では電子カルテであるため、従前のカルテとは違った注意が必要です。厚生労働省の「医療情報システムの安全管理に関するガイドライン」によると、推奨事項に「大規模火災などの災害対策として、遠隔地に電子保存記録をバックアップし、そのバックアップデータと汎用的なブラウザなどを用いて、日常診療に必要な最低限の診療録などを見読することができること」と記載されており、医療機関の規模や体制によってはこれに基づいた対策が必要とされています。

したがって、バックアップをとらないまま火災によりデータが消失してしまった場合は、今後問題となり得ます。そのため、電子カルテのデータのバックアップがどのようになっているのか、今一度電子カルテ契約の内容などの確認をしてください。

（弁護士　石上晴康　第二東京弁護士会所属）

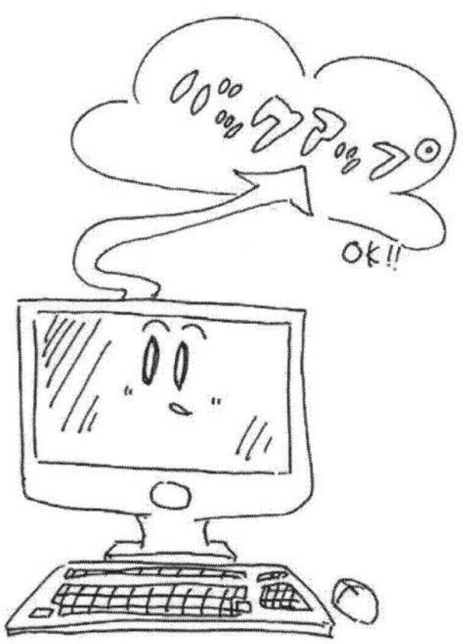

6 虚偽診断書等作成罪～1

Q 特に理由を告げられることなく、診断書に嘘の記載をしてほしいと患者さんから頼まれたのですが、犯罪にあたらないか心配です。

A 虚偽の診断書を作成した際に、医師が公務員の場合は虚偽公文書作成等罪（刑法第156条）、公務員でない場合は虚偽診断書等作成罪（刑法第160条）が成立する可能性があります。

医師が公務員である場合、その医師が職務として作成する診断書などは公文書になります。したがって、職務として虚偽の内容の診断書などを作成すると（行使の目的が必要ですが）、通常は虚偽公文書作成等罪が成立します。

医師が公務員でない場合は、裁判所・検察庁・市役所などの公務所に提出する予定の診断書・検案書・死亡証書に虚偽の記載をした場合には、通常、虚偽診断書等作成罪が成立します。

公務員でない医師が虚偽の記載をして犯罪になるのは、公務所に提出する予定の診断書・検案書・死亡証書に虚偽の記載をした場合に限定されます。

しかし、医師が公務員の場合は、作成した文書が公務所に提出する予定かどうかは関係なく、また診断書・検案書・死亡証書以外の書類であっても、虚偽公文書作成等罪が成立します。医師が公務員であるか否かによって、犯罪が成立する範囲が異なることに注意してください。

ただし、公務員でない医師であっても、刑法上の犯罪にあたらないからといって、診断書などに虚偽の内容記載をしていいわけではありません。内容虚偽の診断書を用いて保険金をだまし取ろうとする患者に協力してしまった場合は、詐欺罪（刑法第246条）の共犯とされ処罰を受けるおそれもあります。その虚偽の内容の診断書によって問題が生じた場合には、損害賠償責任を問われるおそれもあります。なにより虚偽の診断書を作成することは、医師の倫理にもとる行為だからです。

（弁護士　坂野真一　大阪弁護士会所属）

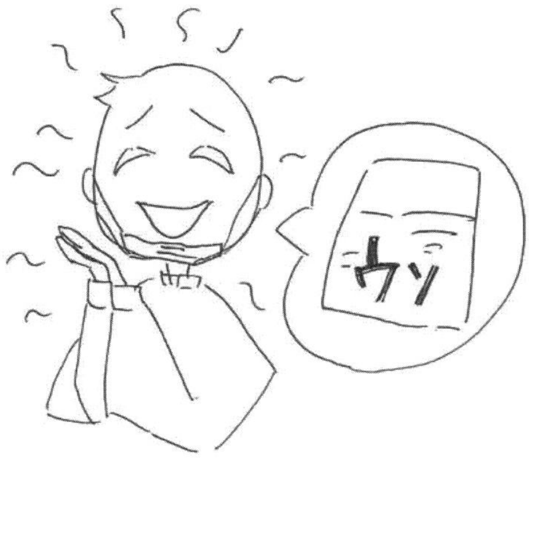

7　虚偽診断書等作成罪～2

Q ご家族から、告知すると悲観して自殺するかもしれないから絶対にガン告知をしないでくれといわれている末期ガンの患者さんがいます。ところがその患者さんから診断書を書いてくれと頼まれてしまいました。どうしたらよいでしょうか。

A 虚偽の内容の診断書を発行するべきではありません。診断書の交付を拒否するか、患者に病名を知られないように提出先に直接提出するなどの工夫が必要だと考えられます。

まずは、患者本人の自己決定権を尊重する観点から、告知すべきかについて家族とよく話し合うことが先です。

ただ、医師法第19条２項によれば、医師には診断書の交付義務があり、患者から診断書の交付を要求された場合には、原則としてそれに応じなければなりません。しかしその義務には例外があり、正当な事由がある場合は診断書の交付を拒むことができます。

どのような場合に正当な事由があるかについては、様々な見解があるところですが、一般に多くの学説では次のような場合には正当事由が認められると考えられているようです。

①診断書などが不正目的で使用される疑いが強いとき
②患者以外の者からの請求で、交付すると患者のプライバシーが侵害されるおそれがあるとき

③患者に病名や症状が知られると、診療上重大な支障が生ずるおそれがあるとき

末期ガンであるということは、患者に与える精神的影響が極めて大きい事実であると考えられますから、虚偽の内容の診断書を発行する危険を冒すよりは、拒否事由に当たることを理由に発行を拒否するほうがよいでしょう。真実の病名を記した診断書を提出する必要があるのなら、厳重に封をする、家族に交付する、提出先に直接提出するなど、患者本人に知られないように工夫すべきでしょう。

どうしても患者本人から、自分に直接交付するよう求められた場合は難問です。交付する必要がないことを説得するか、便宜的に併発している病名（たとえば胃潰瘍）を記載するかなど、難しい選択を迫られることになるでしょう。

（弁護士　坂野真一　大阪弁護士会所属）

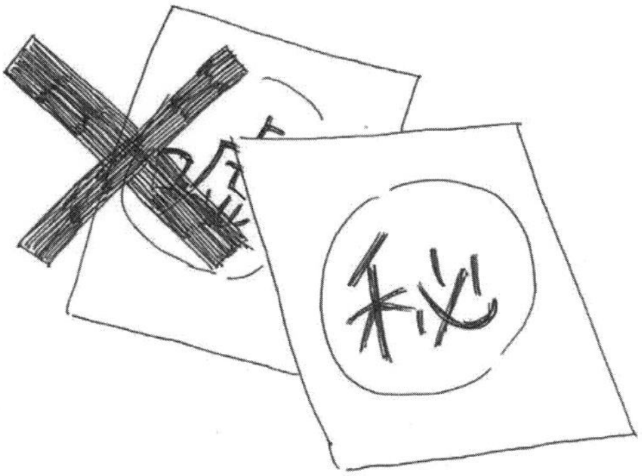

8　診断書の虚偽記載

Q　保険診療の対象ではない病気の患者さんから「先進医療を受けたいので、重度障害と診断書を書いて欲しい」と頼まれました。生命保険金から先進医療の治療費を捻出するそうです。私の診断では重度障害があるとは思えませんが、このような診断書を書いていいのでしょうか。

A　診断の結果、重度障害と判断できない限り、患者の依頼に応じて重度障害と診断書に書いてはいけません。患者が実際に生命保険会社に保険請求した場合、詐欺罪の共犯として処罰される可能性もあります。

１．診断書の虚偽記載

診断書に虚偽記載をした場合に犯罪が成立するかどうかについては、Ｑ６、７、15に譲ります。

２．詐欺罪の成否

この問題で考えていただきたいのは、診断書の記載内容というよりも診断書がどのように使われたのかということです。具体的には、実際には重度障害ではないのに「重度障害である」という事実に反する記載がされた診断書が、患者が生命保険会社に対して行った保険金請求に使われたという点です。

設問では、虚偽の診断書を用いて保険金を請求した患者には詐欺罪（刑法第246条）が成立します。詐欺罪とは無銭飲食や無賃乗車するなど、人を欺いて財物を交付させたり、財産上不法の利益を得たりする犯罪です。設問の患者は保険会社を欺いて保険金を交付させようとしているわけです。いわゆる保険金詐欺といわれる事案です。

保険会社が実際に患者に保険金を支払わなくても、患者から事実に反する診断書が保険会社に提出された段階で詐欺未遂罪（刑法第250条）が成立します。保険金が患者に支払われた段階では詐欺罪が既遂となります。

設問の医師は生命保険金から先進医療の治療費を捻出するということも患者から聞いていたということですから、自らが作成した診断書が患者から保険会社に提出されることを十分知っている状況にあります。そうすると詐欺罪の共犯として犯罪行為に加担したということになるわけです。

医師としては、困っている患者のために良かれと思って行った行為であったとしても、また、自分には何らの金銭的な見返りがない場合であっても、患者が保険会社を欺いて保険金を取得するという犯罪の片棒を担いだと評価されるのです。

医師が診断書に虚偽記載をするという行為自体が医師としての品位を損なう行為であって、医師の倫理にもとる行為です。また、虚偽記載の診断書などが悪用されてしまうおそれがあるなど、社会に悪影響を与える可能性が多分にあることを踏まえれば、診断書の虚偽記載は患者からの依頼といえども許されるべきではありません。

さらに、設問のように詐欺罪の共犯として処罰される可能性すらありますので決してこのような依頼に応じてはいけません。

（弁護士　上山幸正　鹿児島県弁護士会所属）

9 看護記録の作成・記載内容の法的根拠

Q 私の病院は、経営がそれほどうまくいっているわけではなく、必要最小限の人手しかありません。看護師の仕事も複雑化しており、雑用も年々増えてきています。そのため、看護記録の作成に手が回らなくなっているのですが、看護記録を作成する義務があるのでしょうか。また、看護記録を作成する場合に必要最小限の記載内容というのはどのようなものでしょうか。

A 地域医療支援病院と特定機能病院には、看護記録を作成する法的義務があります（医療法第21条、22条２号、22条の２第３号）。正確な看護記録の作成は患者だけでなく、病院にとってもメリットがあります。よって、上記病院以外の病院でも看護記録は必ず作成しておくようにしましょう。看護記録の内容として①個人の基礎情報、②看護計画、③経過記録、④看護サマリーなどは少なくとも記載しておくようにしましょう。

１．看護師の看護記録作成義務について

看護師自身には、看護記録を作成する義務は法律上ありません。なお、助産師には助産録を作成する義務があります（保助看法第42条１項）。しかし、看護記録は、看護過程や実施内容を証明するもので、患者の病状変化や治療経過など、今後の治療に役立つ情報が多数含まれています。そのため、患者の今後のケアのためにも正確な看護記録を作成しておく

べきでしょう。

また、正確な看護記録は、病院がクレームを受けた際の盾にもなります。つまり、後日患者側から何らかのクレームが出されたとしても、正確な看護記録があれば、治療当時の看護体制や治療がきちんと行われていたことを明らかにすることができるので、クレームを受けるような状況がなかったことを相手に示すことができるのです。

２．看護記録作成上の注意点

看護記録は正確性に注意を払い、できる限り客観的な記載を心がけましょう。治療などの経過及び実施時間などもできる限り詳細に、かつ、正確に記載すべきです。そうでなければ、カルテなどとの整合性が保てず、カルテと看護記録双方の信用性を損ないます。

看護記録作成の趣旨に照らして不要な内容、たとえば、患者の生育歴や思想信条にかかわる事柄など、単なるプライバシーにかかわる記載は避けておく必要があります。作成者が不明だと、後から検証などができないため、その文書の内容の信用性が疑われかねません。作成者が誰であるかも必ず記載しておくべきでしょう。

（弁護士　武本夕香子　兵庫県弁護士会所属）

【参照】「看護記録の開示に関するガイドライン」（日本看護協会）

「看護記録および診療情報の取り扱いに関する指針」（日本看護協会編）

10　死亡診断書の作成

Q　知り合いの経営する老人ホームの利用者が入所中に心筋梗塞を発症し、救急隊員による心臓マッサージを続行しながら病院へ救急搬送される事態となりました。病院到着後、医師が出て来たのですが、既に死亡していること及び従前から診察していた患者ではないことを理由に、死亡診断書の作成を拒否しました。このような対応は正しいのでしょうか。

A　この場合、搬送を受けた病院の医師は死亡診断書を作成できません。ただし、死体検案書の作成をすることはできます。

医師法第19条２項には「診察若しくは検案をし、又は出産に立ち会つた医師は、診断書若しくは検案書又は出生証明書若しくは死産証書の交付の求があつた場合には、正当の事由がなければ、これを拒んではならない」と定めており、患者を診察した医師は、診断書を作成して交付する義務があります。

他方、昭和24年４月14日医発第385号厚生省医務局長通知では「死亡診断書は、診療中の患者が死亡した場合に交付されるものである」と定められています。

そのため、死亡診断書とは、「診療中の患者が死亡した場合」に作成すべきものであり、診療中ではなかった患者が死亡した場合には、死亡診断書は書けないことになります。なお、「診療中の患者」にあたるかどうかは、主治医として自らの管理下にあった患者か否かによって決すべきと考えられています。

他方、医師法第20条においては、「医師は、自ら診察しないで治療をし、若しくは診断書若しくは処方せんを交付し、自ら出産に立ち会わないで出生証明書若しくは死産証書を交付し、又は自ら検案をしないで検案書を交付してはならない」と定められ、医師は、自ら診察しないで診断書を交付することが法律で禁止されています。そして、ここでいう「診断書」には、死亡診断書も含まれます。

以上のことから、本件では診察をした医師がいないため、死亡診断書の作成はできず、死亡患者の検案をした医師が死体検案書を作成することになります。

（弁護士　山田直樹　兵庫県弁護士会所属）

同 意 書

11　同意書の効力

Q　私は手術などに際して、患者さんからきちんと同意書を得て行っておりますが、ある弁護士さんの講演で、「同意書を得れば全て責任を問われないというものではない、同意と同意書は違うのだ」と言われ驚いています。どういうことなのでしょうか。

A　同意書があっても必ずしも同意があったこととイコールではありません。大事なのは患者が医師の説明内容を正しく理解した上で、真に同意したかどうかということです。同意書は、あくまでも同意があったことを証明する一つの有力な証拠にすぎません。

手術など危険を伴う治療行為に際して、患者の同意があることは重要です。しかし、同意書さえとっておけば、患者の同意があったことになるわけではありません。

大事なのは、患者が、医師側の説明内容を正しく理解した上で、納得して本心から同意をしているかという点です。仮に、医師側の説明を患者が理解できていないとか、理解していても患者が本心から納得していないのであれば、仮に同意書を得ていたとしても、同意があったとはいえません。

ところが、医師の提案する治療に対して患者の同意があったかどうかは、患者の内心のことですから、内心を取り出して証明することができません。たとえその場では「同意します」と患者が言っていても、後で「同意はしていなかった」と言われたら、同意があったことを証明することは難しくなります。

そこで、同意書を作成して患者が治療行為に同意したことを、後で証明しやすいように書面にして残しておくのです。

ですから、同意書はあくまで、患者の同意そのものではなく、同意があったことを証明する手段であることを忘れてはいけません。したがって、同意書さえもらっておけば絶対に大丈夫というわけではありません。大事なのは診療内容や治療方針について、①医師が患者に理解できる説明を行い、患者が医師の説明をきちんと理解したか、②患者が医師の説明を理解した上で、真摯に同意したか、という点です。

患者の同意を得る前に行った説明内容や事実などについて、カルテなどに記載しておく、説明内容を書面にして交付する、録音録画などに残しておく、患者の親族に同席させるなど、工夫するべきでしょう。

望ましい同意書の取得方法についておわかりにならない場合は、弁護士などにお問い合わせされることをお勧めします。

（弁護士　坂野真一　大阪弁護士会所属）

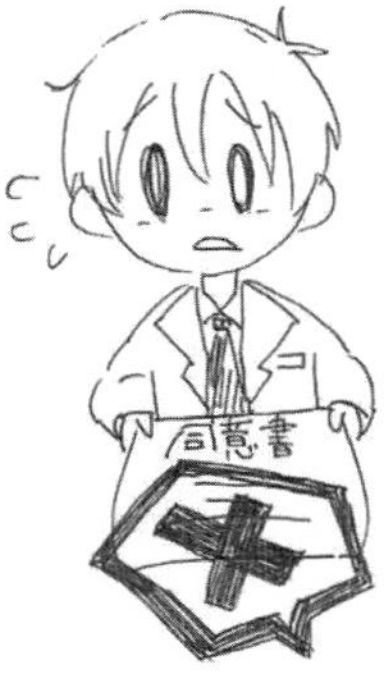

12　同意書・承諾書の法的効力

Q　当病院では、検査・手術・輸血の際に、患者さんに対してそれらの内容や必要性、リスクを詳細に記載した同意書を準備し、これに署名をお願いすることにしています。ところが、今回、ＣＴ検査時に造影剤を投与したところ、患者さんがショック症状を呈し、死亡してしまう事故が発生しました。このような場合、当院は法的責任を免れるのでしょうか。

A　同意書・承諾書があるとしても、全ての法的責任から免れるわけではありません。もっとも、避けられない副作用（造影剤ショック）はあるにせよ、インフォームド・コンセントが十分であるならば、説明義務違反の法的責任を免れます。

１．同意書・承諾書の法的位置づけ
――インフォームド・コンセントの意義

同意書・承諾書の法的位置づけは、インフォームド・コンセントと強いかかわりがあります。そもそも、インフォームド・コンセントの意義は、患者に治療内容を十分に理解してもらい、治療方針を納得してもらうことにあります。

したがって、患者に治療内容を十分に理解してもらうために、治療方針などについてきちんとした説明をしなければなりません。この説明を形にした書面が、同意書・承諾書ということになります。

2．同意書・承諾書に記載すべき内容

ところで、同意書・承諾書に記載すべき内容は、インフォームド・コンセントにおいて求められる内容とほぼ一致すると考えられます。そして、インフォームド・コンセントの具体的内容については、「診療情報の提供等に関する指針」（平成15年９月12日医政発0912001号）の中の「６　診療中の診療情報の提供」参照）に示されていますので、同意書・承諾書を作成する際に参考にしてください。

3．同意書・承諾書があることで法的責任を免れることができるのか

前述のように、同意書・承諾書の法的位置づけは、診療方針などについてきちんとした説明をした、という事実を形にしたもの、といえます。ですから、同意書・承諾書があれば、「医師が勝手に治療行為に及んだわけではなく、当該説明に基づく患者の同意を得ている」という事実を証明する上での有力な証拠になります。

そして、同意書・承諾書には、当該治療行為に基づく不可避なリスク（合併症や副作用）についても、触れられていることが通常です。

したがって、本問の事例では医師が勝手に治療行為を行ったという責任を問われることはありませんし、合併症や副作用のリスクなどの発生についても、責任を問われることはありません。

しかしながら、①技術的なミスがあった場合や、②合併症・副作用発生後の対処において過失があった場合、③診断や治療行為がその当時の医療水準から著しく逸脱していた場合などに生じる法的責任まで、同意書・承諾書で免責されるわけではないことには、注意が必要です。

（弁護士　向原栄大朗　福岡県弁護士会所属）

証拠保全と照会

13　警察からの病状照会～令状に基づく場合

Q　先日、警察が令状を持ってやって来ました。令状をちらっと見せて、当病院の患者さんのカルテやレントゲン写真などを押収していきました。もちろん裁判所からの令状だと聞かされたので協力したのですが、その対応でよかったのでしょうか。あとで医師には押収拒絶権もあると聞いたので心配です。

A　基本的には強制捜査に応じることには問題ありません。ただし若干注意すべき点があります。

裁判所の発令した令状に基づく捜査（強制捜査）の場合は、情報提供に応じる法的義務がありますから、令状が開示を求める範囲内であれば、本人の同意なくして診療情報を開示しても、個人情報保護法に反しませんし、原則としてプライバシー権の侵害の問題も生じません。

なお理論上は、強制捜査であったとしても無制限に正当な理由があることにはなりませんが、犯罪捜査協力という公益目的があることから、後で裁判を起こされても違法とされる場合は、まずないと思われます。

確かに医師には押収拒絶権（刑事訴訟法第105条）が認められており、

業務上委託を受けて保管又は所持するもので他人の秘密に関するものについては押収を拒むことができます。

しかし、これはあくまで権利であって義務ではありませんから、必ず押収を拒まなければならないというわけではありません。押収拒絶権を行使せずに開示に応じても構わないのです。ただし、開示する場合には、令状をよく確認させてもらい、令状に記載された範囲に限定した上で開示する必要があります。よくわからない場合は、弁護士に聞いてみるとよいでしょう。令状記載の範囲外の情報を正当な理由なしに捜査機関に漏らした場合は、医師の守秘義務に違反する場合があり得ますので注意してください。

また、後々のトラブルを避けるため、開示した内容や対応を記録しておくことも忘れないようにしましょう。

（弁護士　坂野真一　大阪弁護士会所属）

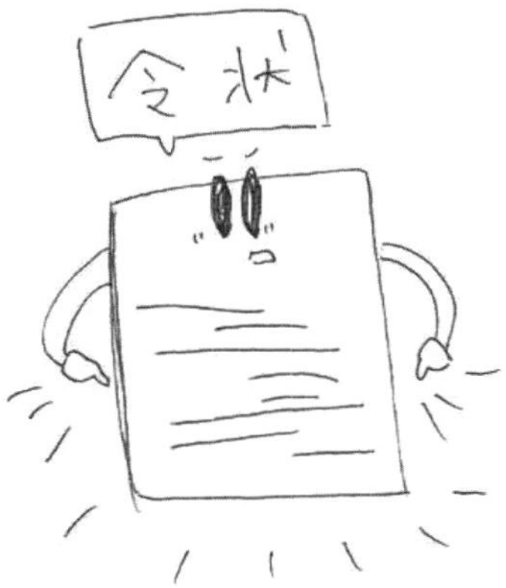

14 弁護士からの病状照会

Q 私は交通事故被害者の患者さんを担当している医師です。先日、交通事故の加害者の代理人という弁護士から、患者さんの診療情報を開示して欲しいとの依頼がありましたが、応じてもよいのでしょうか。

また、その患者さんが退院した後、弁護士会からの照会が来ました。法令に基づく照会のようなのですが、応じなければならないのでしょうか。

A 患者の同意がない場合、加害者代理人弁護士からの照会には応じるべきではありません。弁護士会からの照会に応じることは、正当な理由があるとされる場合もあります。しかしこの場合でも無制限に適法となるわけではありませんから注意が必要です。

加害者代理人弁護士は、患者と利害が対立する立場にありますから、診療情報を開示する正当な理由は見いだせないと言わざるを得ません。

したがって、患者の同意なくして加害者代理人弁護士に診療情報を開示する行為は、刑法上の秘密漏示罪（刑法第134条１項）にも該当しますし、民事上の守秘義務にも違反します。さらには個人情報保護法にも違反することになります。

仮に、開示について患者の同意が得られたとしても、口頭の合意では後に、言った、言わない、の争いになりかねないので、患者からの同意は書面で得ておくようにしてください。

次に弁護士法第23条の２に基づく照会ですが、個人情報保護法第23条１項１号「法令に基づく場合」に該当しますから、照会に回答しても個人情報保護法違反とはなりません。

しかし、民事上、刑事上の守秘義務との関係では、弁護士法第23条の２に基づく照会に応じることは、常に正当な理由が認められ、無制限に適法になるとは限らないと考えられています。たとえば地方公共団体がこのような照会に応じて前科前歴を開示した場合、その開示は違法であると判断した最高裁判例があります。

とはいえ、弁護士会からの照会を拒絶するのも気持ちが悪いと思われる方もいるでしょう。そこで患者本人の同意（患者が死亡している場合は相続人の同意）を得て、回答するのが無難です。正当な理由について適切な判断ができるのであれば患者の同意を得ずに回答することも可能です。しかし迷われる場合は、念のため弁護士に相談されてからのほうがよいでしょう。

（弁護士　坂野真一　大阪弁護士会所属）

15　保険会社からの病状照会

Q　先日、生命保険会社から患者さんの病状について問い合わせがありました。その患者さんには生命にかかわる既往症があり、新たに生命保険契約を締結することはできないはずなのですが、その患者さんは生命保険に加入しようとしているようです。私が患者さんの既往症を回答しないことで、後日、保険金詐欺の共犯者にされるなどといったトラブルに巻き込まれることはないのでしょうか。

A　このような場合でも医師が患者の同意なく、既往症について保険会社に回答することはできません。保険会社からの照会に対しては「守秘義務に反するので回答できません」と回答すれば足りるでしょう。また、特殊な事情がない限り、後日、保険金詐欺といった事態になっても医師が共犯者とされることはないでしょう。

1．医師の情報提供について

患者からの診断書の作成を求められた場合とは異なり、保険会社からの病状照会について、医師が患者の同意なく、診療情報を開示すれば、当然守秘義務違反になります。また、秘密漏示罪（刑法第134条）にも該当します。場合によれば、個人情報保護法違反にも該当します。よって、医師が保険会社に対して情報を開示することはできません。

患者が保険金詐欺などを行おうとしていることが見て取れる場合でも、診療情報を開示する正当理由があることにはならず、保険会社に対する情報開示は違法です。本人から同意を得ていない以上、医師が患者の既往症などといった診療情報を保険会社に対して開示することはできません。生命保険に限らず、交通事故による保険金に関する損害保険会社からの照会についても同様で、本人の同意がない限り開示することはできません。

2．共犯者として罪に問われるリスクについて

医師が患者の診療情報を開示しないことは法律上の義務に基づくものです。よって、法律にしたがって、医師が患者の診療情報を開示しないからといって保険金詐欺などといった事態が生じても共犯者として罰せられることはありません。

ただし、医師が患者と共謀して虚偽の診断書を作成したり、カルテの改ざんなどを行うといった特殊な事情などがある場合には、事情が異なってきます。患者の同意を得て病状などを開示する場合、後に同意を得ていたか否かについて、後々のトラブルを避けるため、患者から情報開示の承諾を得るときは、必ず書面により同意書を取っておくべきでしょう。また、問い合わせ内容、開示した内容や対応の経緯についても必ず書面などで記録し、記録を保管しておくようにしておきましょう。

（弁護士　武本夕香子　兵庫県弁護士会所属）

16 患者本人からの開示請求

Q うちの病院で治療を受けている患者さんが、治療に疑問を持っているらしく、診療情報を開示して欲しいと言ってきました。応じなければなりませんか。またうちの病院でかつて治療しカルテの保存期間を経過した後に、カルテの開示を求められた場合はどうですか。

A 原則として患者からの開示要求には応じる必要があります。また、カルテの保存期間を経過していても、存在する限り開示請求に応じる必要があります。

診療情報は患者の個人情報でもありますから、個人情報保護法第28条により医療機関は患者本人の開示請求があるなら、これに応じて開示しなければなりません。具体的にはどの範囲かという点に関しては、厚生労働省が策定した「診療情報の提供等に関する指針」により、診療録、処方箋、手術記録、看護記録、検査所見記録、エックス線写真、紹介状、診療過程での患者の身体状況、病状、治療などについて作成・記録・保存された書類、画像などの記録に関して開示義務があると考えられています。

おそらく、医療機関にはあらかじめ定められた開示手続があるでしょうから、その手続に則って申請してもらい、開示することになります。ただし、診療情報を開示することが、

①本人又は第三者の生命、身体、財産その他の権利利益を害するおそれがある場合

②当該個人情報取扱事業者の業務の適正な実施に著しい支障を及ぼすおそれがある場合

③他の法令に違反することとなる場合

においては例外的に開示しないことが認められています（個人情報法保護法第28条２項但書）。

次に、カルテの保存期間は医師法第24条２項により５年間とされていますが、これは患者の治療や健康上の便益に資することを目的としているものです。一方、患者からの情報開示請求は、患者の知る権利、自己決定権などに応じるためのものであり、両者は目的を異にするものです。したがって、開示を求められた診療情報が残っている限り、保存期間にかかわらず開示請求に対して応じる必要があります。

（弁護士　坂野真一　大阪弁護士会所属）

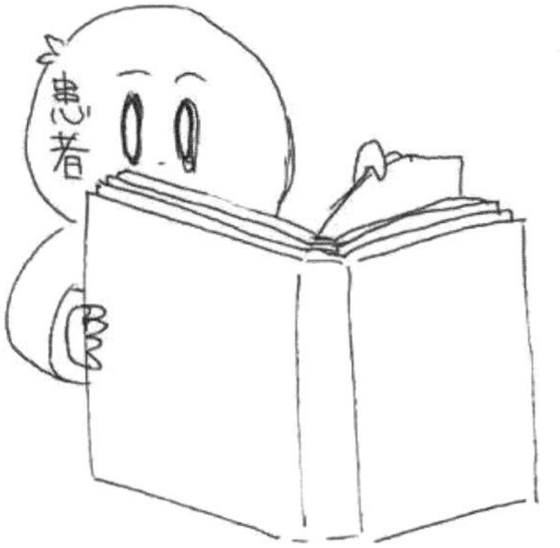

17 証拠保全

Q 今朝、診察をしていたところ、裁判所から執行官が来て「証拠保全決定書」という書類を渡されました。そして、ほどなく裁判所書記官から電話があり、「昼ごろに患者Aさんの件で裁判所から裁判官とAさんの弁護士が病院に行くので、カルテなどを準備しておくように」と言われました。患者Aさんは、当院の治療に不満を持っていたようですが、事前連絡もなく、いきなりこのような形でカルテなどの提示を要求された場合、断ることはできるのでしょうか。

A 基本的には応じたほうが賢明です。

1．証拠保全手続

これは、民事訴訟法上の「証拠保全」という手続が取られています。証拠保全というのは、裁判所が、あらかじめ証拠調べをしておかなければその証拠を使用することが困難となる事情があると認めるときに行われる手続です（民事訴訟法第234条）。

このケースにおいても、Aさんが病院の医療事故を疑い、証拠の隠ぺい目的でカルテなどが改ざんされる恐れがあるものとして、裁判所に申立てをしたものと考えられます。

証拠保全は、裁判所の行う裁判前の手続で、カルテなどの現状を確認して保全するためのものです。証拠保全手続に強制力はありませんから、拒否することも不可能ではありません。しかし、カルテなどに何の問題もなければ証拠保全の際に提出できるはずです。それにもかかわらず敢えて拒否した場合は、後の裁判の時に提出しても、まずいことがあったから証拠保全のときに提出しなかったのではないか、との疑いが払拭できなくなり、裁判で不利に扱われるリスクも生じ得ます。また証拠保全の段階で情報を開示しておけば、後に改ざんの有無について争いが生じにくくなることから、医師側のメリットにもなる面もあるという点も合わせ考慮すべきでしょう。

以上より、裁判所から渡された証拠保全決定書の「検証物目録」に記載してある文書などで、病院に存在するものについては、通常は出したほうが賢明です。

ただし、検証物目録に記載されていない文書については、たとえ現場で患者側の代理人弁護士から提出を要求されたとしても、これに応じる必要はありませんから、決定書をよく確認する必要があります。

2．病院側の対応

証拠保全手続では、カルテなどの医療記録をコピーしたり、カメラで撮影して、複製を作ります。カルテが膨大な場合などは、数時間以上かかることもあります。そして、証拠保全手続は前もって知らされず、ある日突然に開始されるのが通例です。

そのため、病院側としては、準備に時間的余裕のない状況で、また場合によっては長時間の対応を余儀なくされることになります。

そこで、当日の診療に影響が出ないよう、病院内であらかじめ対策を準備しておく必要があります。具体的には、証拠保全手続が開始された場合、誰が、どこで対応するか、必要な機材（シャーカステン、電子カルテ用のパソコン）の手配をどうするかなどをマニュアル化しておくとよいと思います。そして、当日の時間の短縮のためには、裁判所から提出を求められている文書などについては、実費を支払ってもらって、病院側で複製の作成に協力することを考えてもよいと思います。

また、病院側の顧問弁護士にも、時間が合えば可能な限り立会うように依頼しておくと安心です。なお、証拠保全手続が取られたとしても、必ずしも訴訟になるとは限りません。患者側で、証拠保全で得られたカルテなどをもとに、病院側の責任を問うことができるかを検討した結果、提訴を断念することもあるからです。

（弁護士　山田直樹　兵庫県弁護士会所属）

守秘義務

18 医師の守秘義務と裁判所からの照会

Q 裁判所から、訴訟に必要だとのことで患者さんの診療情報を送るよう、書面で文書送付嘱託というものを受けました。裁判所からの指示なので、診療情報を開示しても問題ないと思うのですが。

A 個人情報保護法には違反しませんが、正当な理由が無制限に認められるわけではなく、民事上・刑事上の責任を問われる危険性がゼロではありません。

裁判所からの照会は主に、調査嘱託（民事訴訟法第186条）、文書送付嘱託（同法第226条）があります。これらの照会は、個人情報保護法第23条１項１号の「法令に基づく場合」に該当しますから、たとえ患者の同意がない状態で診療情報を開示したとしても、個人情報保護法に違反することにはなりません。

しかし、裁判所からの嘱託であっても、患者のプライバシー権の侵害を完全に免責するだけの強制力はないと考えられています。したがって、裁判所の嘱託に応じて患者のプライバシー権を侵害した場合、民事上・刑事上の責任を問われる危険性はあるということになります。

そこで、患者本人またはその相続人の同意を得た上で開示するほうが無難です。訴訟当事者が患者本人やその相続人である場合には、患者本人や相続人が同意していると考えてよいのですが、そうでない場合には裁判所からの照会だからといって安易に診療情報を開示することは危険です。できれば患者本人またはその相続人の同意書を得てから、裁判所の照会に応じたほうが無難でしょう。患者本人や相続人が同意していない場合は、嘱託に応じて開示する正当な理由があるかについて慎重に判断したほうがよいと思われます。　　（弁護士　坂野真一　大阪弁護士会所属）

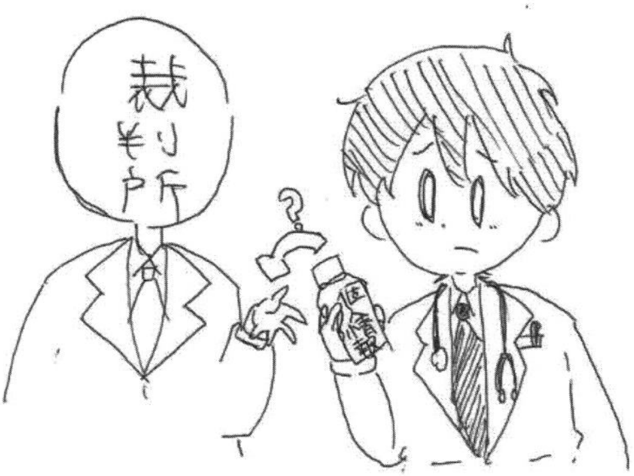

19　医師の守秘義務と警察への通報

Q

ナイフで腰を刺され緊急搬送されてきた患者さんに、腎臓まで傷が達しているのかを確認するという治療目的のために、患者さんの承諾を得ずに採尿をしました。患者さんの様子が薬物中毒者のように変なので、念のため患者さんの尿に簡易薬物検査をしたところアンフェタミン（覚せい剤成分）の陽性反応が検出されました。慌てて私は警察に通報したのですが、これは医師の守秘義務違反になるのでしょうか？

A

この場合は守秘義務違反にはなりません。ただし、警察に通報する義務もありませんから、通報しないことも許されると考えられます。

医師は民事上・刑事上の守秘義務を負っています。また個人情報保護法の問題もあります。民事上・刑事上の守秘義務に関しては、今回の医師の通報行為に正当な理由があるかが問題となります。

最高裁は、今回のような医師の行為に関して、「治療目的での採尿とその後の薬物検査は、医療上の必要性があったと認められるから患者の同意がなくても医療行為としては違法であるとはいえない」としました（平成17年７月19日、第１小法廷決定）。

さらに警察への通報に関しては、「正当行為として許容されるものであって、医師の守秘義務に違反しない」と判断しました。ただし、この最高裁決定は、犯罪が疑われる際に患者の同意なく採尿して薬物検査を行うことや、警察への通報までをも無制限に認めたわけではありません。正当な理由があるかについては慎重に判断すべきです。

もちろんこの判例は、医療機関側に警察への通報義務を認めたものではありませんから、本件の場合、警察に通報しなくても問題はありません。また、公務員には刑事訴訟法第239条２項により告発義務が定められていることから、診察した医師が公務員であった場合は警察に通報しておいたほうが無難でしょう。

一方、いわゆる麻薬取締法において、「麻薬、大麻又はあへんの慢性中毒」と定義されている麻薬、大麻、あへん中毒者を診察した場合には、速やかに知事に届出する義務が生じ、届出を怠った場合、医師が罪に問われる可能性があります（麻薬取締法第58条の２第１項）から注意が必要です。これは医師が公務員であるか否かを問いません。

次に、個人情報保護法に違反しないかという点ですが、法令により医師に届出義務が課せられている場合は、同法第23条１項１号の「法令に基づく場合」に該当します。この場合は、本人の同意なしに開示することも適法です。覚せい剤の場合は、覚せい剤取締法に届出義務の規定がないことから上記には該当しません。しかしながら、これは個人情報保護法第23条１項２号「人の生命、身体又は財産の保護のために必要がある場合であって、本人の同意を得ることが困難であるとき」または、同３号の「公衆衛生の向上又は児童の健全な育成の推進のために特に必要がある場合であって、本人の同意を得ることが困難であるとき」のいずれかに該当すると思われます。よって、個人情報保護法に違反せずに適法だと考えられます。

（弁護士　坂野真一　大阪弁護士会所属）

20 秘密漏示罪

Q 先日、医師である私は、診療終了後に戸締まりをして帰ろうとしたときに、当医院の廊下の隅に封筒が落ちているのを見つけました。封がしていなかったので誰が落としたのかを知ろうと思い、中を見たところ、馴染みの患者であるＡさんが宝くじの１等に当選して、そのお金を家族に分けようとする手紙でした。Ａさんの治療費未払が溜まっていたことから、Ａさんが来院した際に、私は、手紙を渡しながら看護師がいる前で、「宝くじに当たったのだから、溜まっている治療費支払ってくださいね」と言ってしまいました。すると、Ａさんはひどく怒り出して、「医師が秘密を漏らすのは犯罪だ。告訴する」と言い出しました。私の行為は犯罪になるのでしょうか？

A 刑法上の秘密漏示罪（刑法第134条１項）には該当しないと思われます。ただしプライバシー権の侵害として民事上の責任を問われる恐れはあります。

確かに、刑法第134条１項には、医師が正当な理由がないのに業務上取り扱ったことについて知り得た秘密を他人に漏らしたことに対する秘密漏示罪が規定されています。法定刑は、６カ月以下の懲役または10万円以下の罰金です。また、告訴がなければ処罰されないと規定されています（刑法第135条）。

しかし、ここで罰せられる可能性のある秘密は、医師が「業務上」取り扱って知り得た秘密に限られます。本件の場合、診療時間外に落とし主を知ろうとして知ってしまった秘密であり、Ａさんを業務上取り扱って知った秘密ではありませんから、秘密漏示罪で処罰されることはないと考えられます。

一方、Ａさんがガンであることを治療中に知った医師が、その事実をまだ知らない誰かに漏らした場合は秘密漏示罪に該当します。この場合、伝えられた人がその意味をきちんと認識・了解していなくても秘密を漏らした行為により直ちに、犯罪が成立してしまいます。

もちろん、治療中にＡさんがエボラ出血熱に罹患していることがわかった場合などに感染症予防法などに基づいて届け出る行為は、法律で届出が義務とされていることから、正当な理由があることになり、秘密漏示罪は成立しません。

秘密漏示罪は、医師のほか、薬剤師、医薬品販売業者、助産師、弁護士、弁護人、公証人またはこれらの職にあった者も対象になります。

看護師については、保助看法第42条の２において「保健師、看護師又は准看護師は、正当な理由がなく、その業務上知り得た人の秘密を漏らしてはならない。保健師、看護師又は准看護師でなくなった後においても、同様とする」と規定されており、法定刑は、刑法の秘密漏示罪と同じく６カ月以下の懲役または10万円以下の罰金（同法第44条の４）です。

なお、秘密漏示罪に該当しなくても、本質問の場合、Ａさんのプライバシー権を侵害する行為である可能性は否定できませんから、場合によっては慰謝料請求が認められる危険性もゼロではありません。ただし、万一認められてもこの程度であれば極めて低額の賠償しか認められないと思われます。

（弁護士　坂野真一　大阪弁護士会所属）

21　医師法21条における異状死届出

Q　医師の診療行為に関連して患者さんが死亡した場合にも、警察署に届出をしなければならないのでしょうか。

A　医師の診療行為に関連して患者が死亡した場合にも、死体を検案して異状があると認めたときには、警察署に届け出なければなりません。

1．はじめに

医師法第21条は、「医師は、死体又は妊娠４月以上の死産児を検案して異状があると認めたときは、24時間以内に所轄警察署に届け出なければならない」と規定しており、これに違反した場合には50万円以下の罰金に処するとされています（医師法第33条の２）。いわゆる「異状死体等の届出義務」と呼ばれているものです。

この「検案」の対象については、診療中の患者であったか否かによる限定はなされていません。そのため、医師の診療行為に関連して患者が死亡した場合にも、死体を検案して異状があると認めたときには、届出義務を負うと解されます。

2．自己負罪許否特権との関係

ところで自ら診療中の患者が医療過誤により死亡したような場合、医師は業務上過失致死罪などの罪責を問われるおそれがあります。人は、自己に不利益な供述を強要されない自己負罪拒否特権（憲法第38条１項）を持っていますが、異状死体等の届出義務は、自己負罪許否特権を侵害するものではありません。この点について、最高裁判所は、異状死体等の届出義務は、届出によって犯罪行為を構成する事項の供述までも強制されるものではない反面、同義務の公益上の必要性が高いことに照らすと、同義務の履行は、医師免許に付随する合理的根拠のある負担として許容されるものであると判示し、異状死届出義務は、憲法第38条１項に反するものではないと解しています（最高裁平成16年４月13日判決）。

したがって、医師は自己負罪拒否特権を行使して届出をしないということは許されず異状死体等の届出義務を負うということになります。

３．異状死の判断基準

また、すでに述べたとおり、異状死体等の届出義務は、「死体を検案して異状があると認めた」場合に生じるものですが、その判断基準については、日本法医学会が異状死ガイドラインを定めています。同ガイドラインにおいては、異状死について、「基本的には、病気になり診療をうけつつ、診断されているその病気で死亡することが『ふつうの死』であり、これ以外は異状死と考えられる」とした上、異状死の具体例として、外因死やその疑いのあるもののほか、「診療行為に関連した予期しない死亡、およびその疑いがあるもの」「死因が明らかでない死亡」などをあげています。

４．医療事故調査制度との関係

平成27年10月１日から医療事故調査制度が始まったことに伴い、医療機関は、医療事故調査制度における報告対象となる医療事故が発生した場合には、医療事故調査・支援センターに報告しなければなりません

（医療法第６条の10第１項）。

したがって、医師は自己負罪拒否特権を行使して届出をしないということは許されず異状死体等の届出義務を負うということになります。

この医療事故調査制度は、異状死体等の届出義務に変更を加えるものではありません。そのため、各医療機関においては、医療事故調査制度に基づく医療事故調査・支援センターへの報告とは別に、異状死体等の届出の要否を別途判断しなければなりません。

（弁護士　上山幸正　鹿児島県弁護士会所属）

22　看護助手や事務員の守秘義務

Q　看護助手や病院の事務員も職務上知り得た秘密を外部の第三者に話してはならないという守秘義務を負っているのでしょうか。

A　看護助手や事務員も守秘義務を負っています。そのため、看護助手や事務員も職務上知り得た患者の秘密事項などを外部の第三者に話してはいけません。

1．秘密を漏らすことが犯罪になる場合、犯罪にならない場合

1　医師、薬剤師、助産師は、刑法上守秘義務を負っており、正当な理由がないのに、業務上取り扱ったことについて知り得た人の秘密を漏らしたときは、秘密漏示罪（刑法第134条1項）が成立します。

2　保健師、看護師、准看護師について、保助看法第42条の2が守秘義務を定めています。守秘義務に違反し、業務上知り得た秘密を漏らしたときは、罰則が設けられています（同法第44条の2）。

3　看護助手や事務員について守秘義務を直接規定した法律はありません。したがって、看護助手や事務員が秘密を漏らしても守秘義務違反を内容とする犯罪は成立しません。ただし、秘密の内容が第三者の名誉にかかわる場合、看護助手や事務員の行為について名誉毀損罪（刑法第230条1項）が成立する可能性はあります。

2．看護助手や病院事務員の守秘義務

1　看護助手や事務員も医師、看護師らと同様、患者の病名・個人情報など他人に知られたくないであろう秘密事項に日々接しています。そうすると、看護助手や事務員についても、その職務上、職務において知り得た患者の秘密事項を外部に漏らしてはいけないという守秘義務を負っているというべきです。また、秘密の内容が個人情報にかかわる場合、個人情報保護法に違反することにもなります。

そのため、看護助手や事務員が職務上知り得た患者の秘密を外部に漏らしたときには、患者のプライバシー権や名誉権を侵害したとして民事上の責任を負うこととなります。具体的には、看護助手や事務員が不法行為に基づく損害賠償請求（民法第709条）を負うことになります。さらに、病院については使用者責任（民法第715条）の追及を受ける可能性があるほか、契約上の責任を問われる恐れも否定できません。

したがって、看護助手や事務員について、法律上守秘義務を直接規定した法律がないからといって、安易に患者の秘密事項を取り扱うことは慎まなければなりません。

病院は、看護助手や事務員に対しても、常に守秘義務の存在を念頭において行動するよう指導監督に心がけるべきでしょう。

2　なお、看護助手や事務員が公務員の場合には法律上守秘義務を負います。すなわち、地方公務員の場合には、地方公務員法第34条で、国家公務員の場合は、国家公務員法第100条でそれぞれ守秘義務を負う旨定められています。

3　この程度なら話しても大丈夫だろうと安易に考え、患者の秘密を外部に漏らしてからでは取返しのつかない事態に至ることもあります。看護助手や事務員も守秘義務を負っていることを自覚して、患者の病名、個人情報などを取り扱わなければなりません。

（弁護士　上山幸正　鹿児島県弁護士会所属）

Column

責任の種類

責任を負う可能性があると、ものの本に書かれていても、その責任の種類は様々あります。医療関係を例にした場合に、刑事上の責任（刑事責任）、民事上の責任（民事責任）、行政上の責任あたりが重要になります。

刑事上の責任（刑事責任）は、刑法などの刑罰法規に触れるということで刑罰を科されるかどうかという点での責任です。

民事上の責任（民事責任）は、民法などにより被害者に対して損害賠償責任を負うかという点での責任です。

行政上の責任は、免許取消、業務停止などのような、行政目的から負わされる責任です。

例えば、交通事故で被害者を死なせてしまった場合、自動車運転過失致死罪で有罪判決をうけても、損害賠償の問題（民事上の責任問題）は全く解決しておりません。刑事責任を問われて有罪になったからといって、民事上の責任が問われなくなるということではないのです。したがって、仮に刑事事件で責任を問われて有罪とされたとしても、過失により人を死なせるという損害を与えた以上、被害者の遺族に対する損害賠償という、民事上の責任を逃れるわけにはいきません。

逆に、民事責任を果たしたから刑事責任が問われなくなるというわけでもありません。同じ交通事故の例でいえば、被害者の遺族に被害弁償をして民事責任を果たし終えても、自動車運転過失致死罪で有罪になるかは別の問題です。

また刑事事件で有罪になるか、民事事件で損害賠償するかとは関係なく、運転免許に関しては、人身事故として免許停止や免許取消の処分などの行政上の責任を問われる場合があります。

以上のように各責任は、関連する場合はある（例えば被害弁償をしておけば、有罪になるとしても軽い刑になる可能性が高くなるなど）ものの、次元の異なる責任であるとお考えいただいてよいと思います。

（弁護士　坂野真一　大阪弁護士会所属）

患者に対する対応

23　謝罪について

Q 当病院で治療中の患者さんが、不幸にも亡くなってしまいました。このような場合、病院として遺族に謝罪をすべきでしょうか。

A 一口に謝罪と言っても、謝罪すべき場合とそうでない場合があります。

1　医療訴訟では、医療機関側に過失があったか否かが大きな争点となります。ここで、過失とは、簡単に言えば、その結果を回避するために本来であれば行わなければならないことを怠ったこと（結果回避義務違反）をいいます。

ところで、医療訴訟において、患者側から、事故発生後の担当医師などの謝罪の事実をもって病院側の責任追及を行う例が少なくありません。謝罪したのだから、ミス（過失）があったという論理です。

この点、裁判所は、単に謝罪したという事実だけで、医療機関側にミス（過失）があったと認めることはあまりありません。なぜなら、謝罪というのは、例えば死亡事故が発生した場合に、仮にその原因が自分には無い場合でも、つい口をついて出てしまうものであったり、患者側の心情に配慮して謝罪の言葉を述べるということがあるからです。

そのため、裁判所としても、その謝罪がどのような状況で、どのような趣旨で述べられたものなのかをしっかりと検討することになります。不意に謝罪をしてしまったからと言っても、それだけで裁判に負けてしまうという訳ではないのです。

2　では、軽々に謝罪をすべきでしょうか。やはり、明らかにミス（過失）があると言える場合以外には、不用意に謝罪することは慎むべきと言えます。

なぜなら、医療訴訟になった場合、その6割は裁判上の和解によって解決すると言われているところ、裁判官は、医療の専門家ではないことから、医療機関側にミス（過失）があったか否かについて正確な判断をすることは難しいのですが、医療機関側が謝罪をしているという事実は、裁判官が受ける印象として、何か後ろめたいことでもあったのではないかと考えてしまうことが予想されるからです。特に和解においては、裁判官が謝罪を重視してしまい、謝罪した以上はある程度の金銭を支払うという形で和解に応じるように説得されてしまう恐れがあるからです。

ただし、軽々しく謝罪をすべきではないと言っても、患者側の感情面へのケアを怠ってはなりません。事故調査の進捗状況や結果を丁寧に説明するなどにより、患者側との信頼関係を維持することで、適切な解決がはかれる可能性が高まるからです。また、ミス（過失）であると言い切れない理由をしっかりと伝えることも重要です。必要に応じて、各種記録を示しながら、わかりやすく説明し、納得を得る努力もすべきです。

3　他方、明らかにミス（過失）があると言える場合には、単に調査経過や詳しい内容を正確に伝えるだけでなく、誠実に謝罪を行い、患者に生じた損害について、しっかりと賠償していく姿勢を、管理者である病院長の名前で示すべきです。

なお、通常、医療機関は医師賠償責任保険に加入していると思われますので、患者や遺族に対する損害賠償は保険を用いてなされることがほとんどです。この場合でも、保険会社にすべての処理を任せるのではなく、患者や家族・遺族への配慮を怠らないようにすることが大切です。すなわち、その事故に関する病院側の窓口を設け、必要に応じて情報開示や説明が行える体制を整えたり、保険会社の対応に不満がないかどうかを確認することも必要です。

4　謝罪すべきかどうかを迷った場合には、弁護士に相談していただくことも重要です。（弁護士　鈴木孝昭　東京弁護士会所属）

Column

謝罪するとどうなる？

「医師らが謝罪をすると自分のミスを認めたことになるから、謝るべきではない」と言われることも多いようです。

裁判になった事例を見ると、医療従事者の謝罪について、患者側から、①医療上の過失を裏付ける事実として、或いは、②謝罪しなかったことが慰謝料増額の事実にあたるとの２とおりの主張をされる傾向があります。

（１）医療ミスが推認されるか

①の医療上の過失を基礎づける事実として用いられる場合としては、「医師らが謝罪をしたのだから、医療上の過失があったことは明らか」といった主張がされるような場合です。

この点、医師らが謝罪したからと言って、医療ミス（治療行為における法律上の過失）が直ちに推認されるわけではありません（東京地判平成20年２月20日、東京地判平成19年５月31日参照）。医師側からすれば、謝罪したからといって、医療ミスがあったとみなされたのではたまったものではありません。

そもそも医師らの医療ミスの有無は、医療上の注意義務の内容及び当該事例において医師らが当該注意義務などに違反したか否かなどから判断されるべきものです。医療上の注意義務と謝罪の有無とは本来的には関係がないので、謝罪の一事をもって業務上の過失が推認されないことは、いわば、当然のことと言えます。自分にミスがなかったとしても、「お気の毒である」との気持ちを持つことは医師として自然な感情だと思われます。

ただし、患者側からすれば、医師らから謝罪されたら、「医療過誤があったのではないか」との不信感を抱くことがあり得ます。

そのような場合には、Q23にあるように不用意に謝罪することは慎み「大変残念な結果になりました」「深くお悔やみ申し上げると共に病院としてできる限りの配慮をさせていただきます」などといった発言にとどめるようにしましょう。

なお、自身に医療ミスがあることが確実と思われる場合には、真摯に謝ることも大事だと思います。

（2）謝罪しなかったことで慰謝料が増額されるか

２つ目は、医師らが謝罪をしなかった事実が慰謝料増額の要因として主張される事例があるようです。この点、医師らからの謝罪行為がなかったことが慰謝料増額の要因として作用した事例（山口地判平成27年７月８日）もあれば、慰謝料増額が否定された事例（仙台地判平成26年12月18日、東京地判平成19年９月20日）があります。

謝罪行為がなかったことが慰謝料増額要因として作用した上記事例（山口地判平成27年７月８日）においては、治療行為上の過失が存在していただけでなく、原告（患者）の面前でカルテを訂正したり、後に搬送された先の他の病院を批判したり、カルテの記載内容が正確性を欠き、後の処置を任せられた搬送先の医師にとって当該カルテが不十分な内容であったことなどをも慰謝料増額の要因として認定されており、様々な要因が総合的に考慮され、慰謝料が増額されています。

トラブルが発生した場合の医療従事者の対応には、気をつけたいものです。

（弁護士　武本夕香子　兵庫県弁護士会所属）

24 患者から金品を要求された場合

Q 患者さんから、言い掛かりをつけられ、金品の要求をされました。この患者さんは「要求に応じないと弁護士のところに行く」と凄んでいます。どのように対応すればよいでしょうか。

A 法的根拠がない金品の要求については、断固として要求を拒否すべきです。患者からの金品要求が悪質な場合は、弁護士や警察に相談することも検討するとよいでしょう。

1．医療機関の置かれた立場

医療機関は、応召義務を負っており診察を拒否できないため、他の施設と比較してもクレームが発生しやすい要素を抱えています。クレームに対しては、法的根拠の有無に基づいて対応することが基本です。何らかの不手際があった場合は医療機関としても反省すべきですが、それによって直ちに患者に法律的な意味での損害賠償請求権が発生しているとは限りません。

2．不当なクレームを拒否する意味

患者の要求に法的な根拠がなく、不当なクレームと評価される場合には、金銭の支払いは拒否しなければなりません。いったん要求に応じてしまったばかりに新たな要求を突きつけられるケースもあります。

一般に医療機関はクレームへの法的対応に慣れておらず、支払うべきではない金銭を支払ったり、支払うべき金銭の支払を拒否しているケースも見られます。また、クレームであると軽視していたところ、患者が代理人弁護士を選任してくるケースもまれではないようです。そのため、患者からの金品要求が法的根拠に基づくものか否か、きちんと病院側で検討するべきです。患者からの金品要求が法的根拠のあるものなのか否か、判断しかねる場合には、弁護士に相談するのがよいでしょう。

3．クレーム対応の基本

クレームに対する対応の基本として、

①必ず複数の人間で対応すること

②可能であれば弁護士の同席を求めること

③即答は避け検討の機会を経たうえで回答すること

が挙げられます。また、金品要求が悪質な場合や病院側による再三の説明がなされたにもかかわらず、患者から金品要求がなされる場合、ＩＣレコーダーなどを使用して、どのような発言がなされたかなどを後から検証することができるようにしておくことをお勧めします。

さらに、患者の金品要求行為は、場合によっては、恐喝罪（刑法第249条１項）に該当したり、威力業務妨害罪（刑法第234条）などの犯罪になる可能性もあります。そのような場合には、警察に相談したり、告訴を検討したりすることが有効な手段となるでしょう。

なお、患者からの金品要求が法的根拠に基づかないものであることが明らかな場合、断固として患者からの要求を拒否すべきことは既に述べたとおりですが、患者の感情を逆なでするような対応をとってしまうと、かえって患者の要求がエスカレートする可能性があります。そのため、患者からの要求を断固として拒否すべき場合であっても、病院側としては、患者からの金品要求が法的根拠のないものであることをきちんと説明した上で、要求を拒否することを心がけるべきでしょう。

（弁護士　上山幸正　鹿児島県弁護士会所属）

Column

患者の暴力や嫌がらせへの対応

対応を誤ると恐ろしいことになる例を一つ挙げます。

1　Aの妻Bは腎臓病で、週３回甲病院で人工透析を受けていました。ある日の早朝、妻Bは体調の急激な不良をAに訴えました。Aは、甲病院の診療が午前９時からなので、妻Bを車に乗せて近所の病院である乙病院に午前７時に連れて行きました。乙病院は妻Bに応急的措置をした後、甲病院の診療が始まる午前９時になったら主治医のいる甲病院に送ろうと考え、妻Bをソファーで休ませていました。ところが、間もなく妻Bは急死してしまいました。

2　乙病院としては、妻Bが自院の患者ではないとはいえ、乙病院で死亡したのでAにお悔やみを述べ、型どおりの香典を渡しました。

ところが、Aは、妻Bの死亡の責任が乙病院にあると考えたらしく、毎日のように乙病院を訪れ、「どうしてくれるんだ。女房を返せ。このヤロー」などとわめき散らしました。Aは元暴力団員で粗暴な男です。困った乙病院の院長Cは自院の顧問弁護士に対応を依頼しました。

3　この顧問弁護士は、再び乙病院を訪れたAに対し、高飛車に「君のやっていることは恐喝だぞ。二度とこの病院に来るな。今度来たら警察を呼ぶぞ」と言い放ち、病院から追い返しました。

激怒したAは、翌朝、乙病院に出勤するために自宅を出て車に乗り込もうとしたC院長を待ち伏せして襲いかかり、顔面に刃渡り30㎝の魚さばき包丁で切りつけてC院長の顔面に長さ20㎝以上、深さ１．２㎝の裂傷を負わせました。

4　Aは逮捕されましたが、C院長は心因性のショックのため一時は医師の業務に復帰するのは無理ではないかと危ぶまれました。

筆者がC院長と面談した際も、C院長は全く表情がなく、もちろん笑顔など出ませんでした。ただただAが釈放されて自由の身になりお礼参りに来るのを畏怖していました。無理もありません。

5 ところで、乙病院の顧問弁護士は、担当検事にAを殺人未遂罪で起訴するように申入れ、その旨の上申書まで出していました。

しかし筆者は、「顔を切りつけるという行為では殺意まで認定できないであろうから殺人未遂罪での起訴は無理である。それに仮に刑務所に行ったとしても、それ程長い期間を経ずに出所後にまた襲われるという恐怖にさいなまれるであろう。となるとAと和解して恨みを消滅させるのがベストである」と判断し、どうやったらAと和解できるかと考えた揚げ句、Aの国選弁護人をつきとめ、この弁護人を説得して二つの和解をしました。

一つは、Aの妻Bが被害者、C院長が加害者（業務上過失犯）とする和解です。C院長には、妻Bを甲病院に連れて行こうとしつつも漫然と待機し病態の急変を見逃したことに過失があるとして、それを謝罪する和解です。

もう一つはAが加害者で、C院長を被害者とする傷害事件の和解です。

前者の和解金額は、後者の和解金額より高額であり、Aにとっては差引きプラスになりました。

6 以上のとおり病院ないし医師が脅迫・威迫された時の対応は難しいものがあります。危なっかしい患者はくれぐれも粗略に扱わないことが大事です。

（弁護士　石上晴康　第二東京弁護士会所属）

25　示談を持ちかけられた場合

Q 当院の診療にミスがあり、患者Ａさんと損害賠償の交渉をすることになりました。ところが、Ａさんの身内でもない人物が、Ａさんの代理人と称して示談を持ちかけてきました。この場合、当院はこの人物と交渉をしなければならないのでしょうか。また、代理人と称する人物が行政書士の場合はどうでしょうか。

A いずれの場合も拒否すべきです。弁護士以外の者が代理人として交渉を持ちかけることは、違法な「非弁行為」となる可能性もありますので、交渉に応じる必要はありません。

１．代理人による示談交渉

示談交渉とは、損害賠償額や支払方法の合意をするための話合いをすることです。話合いがつけば、金銭の授受をするとともに示談書などを作成します。示談の成立というのは、法律的には、和解契約（民法第695条）を締結するということですから、これは、他人の法律事件を扱うことにほかなりません。そして、他人の法律事件は、原則として弁護士以外の者が扱うことができません。

弁護士でない者が報酬を得る目的で法律事件を反復継続の意思をもって行うことは、「非弁行為」といいます。そして、非弁行為は法律で特別に許可されている場合を除き、一律に禁止されています（弁護士法第72条）。これに違反して非弁行為を行った者は、２年以下の懲役又は300

万円以下の罰金に処せられます（同法第77条）。弁護士でない者による法律事件への介入は、法律にのっとった正当な要求ではなく、脅迫に近い言動や業務妨害すれすれの行為を繰り返すことで、不当要求をのませようとするなど、類型的にみてトラブル発生の危険性が高いといえます。この規定は、そのような点から、弁護士の有する専門的知識と高度の職業倫理を前提として設けられたものです。

また、非弁行為による和解は、公序良俗に反する契約であり、原則として無効になります（民法第90条）。つまり、合意書や示談書を取交わして示談が成立したような形であっても、それらの書面は法律上の効力はなく、結局紛争は解決しません。そのため交渉にかけた労力が無駄になってしまいます。

本件のように、損害賠償の示談交渉を弁護士でない者が本人の代わりに行う場合、従来の裁判例からみて通常は非弁行為となります。したがって、その人物が弁護士でない限り、交渉に応じる必要はありません。

2．行政書士・司法書士の場合

次に、交渉を持ち掛けてきたのが行政書士の場合はどうなるでしょうか。

行政書士は、他人の依頼を受け報酬を得て、官公署に提出する書類その他権利義務又は事実証明に関する書類を作成することを業としています（行政書士法第１条）。つまり、他人の損害賠償に関して示談書などの書類を作成することは業務範囲に入りますが、代理人として示談交渉をすることは、その業務範囲に含まれません。したがって、行政書士であったとしても、示談交渉は非弁行為になることから、１と同様に交渉に応じる必要はありません。

次に司法書士ですが、法務大臣の認定を受けた司法書士は、簡易裁判所において取り扱うことができる民事事件（訴訟の目的となる物の価額が140万円を超えない請求事件）について、代理業務を行うことができます。しかしながら、140万円を超える金額の示談交渉の場合には、認定司法書士であっても、やはり違法な非弁行為になってしまいますので注意が必要です。

なお、医療ミスといっても、初歩的なミスから、不可抗力に近いものまであり、「過失」が認められるかどうかは法律的な観点で検討する必要があります。また、医療ミスなどの損害賠償については、ミスと損害の因果関係の問題や、損害額そのものの問題など、他にも重要な法律問題が数多く含まれており、法律の専門家による検討が必要なケースがほとんどです。医療ミスなどがある場合には、早期に弁護士による法律相談を受け、損害賠償についての交渉は弁護士に依頼するのが賢明です。

（弁護士　山田直樹　兵庫県弁護士会所属）

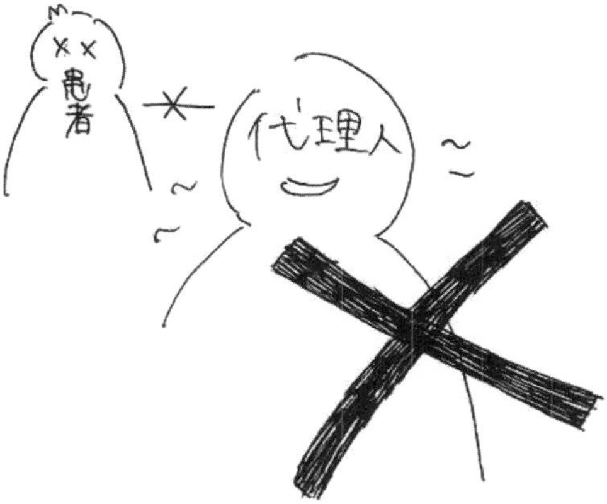

26 弁護士に依頼する時期

Q 患者さんが何年も前の診療について、医療ミスではないかと主張してきています。どの段階で弁護士さんに入っていただくのがよいでしょうか。示談の話し合いがこじれた場合、弁護士さんからどのような連絡をしてもらえるのでしょうか？

A 相談レベルでいえば、直ちに弁護士に相談を開始すべきです。弁護士に相手方に対する代理人として入ってもらう時期については、相手方の出方を見つつ弁護士と相談しながら決めればよいと考えられます。

医療ミスの主張してくる患者側は、感情的になっていることも多く、感情をぶつけられながら相手をする医師側が、相当疲弊することも多いものです。

まずは相手の主張の法的根拠があるのか確認するためにも、すぐに弁護士に相談しましょう。

相手の主張に法的な根拠がなければ、それは言いがかりに過ぎないことになりますから安心して対応が可能になりますし、相手に対する答え方なども指導してもらえます。

とはいえ、相手が感情的で話にならない、相手にしている時間がない、応対の負担が重すぎるなど、手に負えない場合は、弁護士に代理人として入ってもらい代わりに交渉してもらうほうがよいでしょう。

弁護士に代理人として入ってもらえば、患者側は医師の代理人である弁護士を交渉の窓口にしなくてはならなくなり、医師のほうは直接患者側と話をしなくても済むようになりますから、精神的にもずいぶん楽になります。

本人が弁護士に依頼して弁護士が代理人に就任し、弁護士から今後は弁護士を通じて話すよう通知がなされているにもかかわらず、相手方が弁護士を相手にせず通常の示談交渉の範囲を超えるような行動をとった場合には、弁護士依頼権などの侵害として不法行為が成立する可能性があります（東京地裁平成17年９月13日判決参照）。

示談の話し合いがこじれた場合は、双方の主張が完全に対立している場面ですから患者側も当然弁護士に相談していることが予想されます。よって、相手方に弁護士がつくかどうかは別として、こちらも急いで弁護士に依頼するほうがよいでしょう。

このような場合、依頼された弁護士がどのような連絡をしてくれるかは、状況により異なりますので確たることは言えません。しかし、相手の主張に不備があればそれに触れつつ、当方の主張を法的に構成して述べるなど、解決に向けた適切な書面を出してくれるのが普通です。

弁護士が行う通知の内容が心配な場合は、送付前に確認させてもらうよう弁護士に申し入れるとよいでしょう。

いずれにせよ、できるだけ早期に弁護士に相談し、代理人になってもらうほうが適切な解決が望めますし、精神的にもずいぶん楽になれます。

できれば、弁護士に顧問をお願いして、常々見ていただいていると、なおよいでしょう。

（弁護士　坂野真一　大阪弁護士会所属）

損害賠償請求

27　医師の説明義務違反と刑事・民事上の責任

Q　最先端の技術を使い、レーシック手術を施したのですが、手術直後に合併症が生じてしまいました。私は、手術ミスなどはなく、患者さんに対しても手術に伴うリスクを事前に告知していたので問題ないと思っていました。ところが、患者さんからは「こんな酷いことになるとは思わなかった」「こんなことになると知っていたら、手術は受けていなかった」「説明も受けていない」「このようなリスクがあることを知りながら告知しないで手術したのだから、損害賠償を求める」「刑事告訴もする」などと言われています。このような場合に、私は、刑事上の責任や民事上の責任を負うのでしょうか。

A　このような場合、業務上過失傷害罪（刑法第211条）などの刑事責任に問われる可能性は低いでしょう。手術に過失などがなく、医師が患者に対してリスクについての説明義務も怠らなかった場合には、民事上の損害賠償責任も認められないと思われます。

1．業務上過失傷害罪（刑法第211条）について

本件の場合は、説明義務を尽くしていると思われますが、仮に、説明義務を尽くさなかったとしても、医師の手術に過失があったわけではないので、業務上過失傷害罪などの刑事責任を問われる可能性はまずないでしょう。

2．説明義務違反と民事賠償責任について

医師が患者への説明義務を怠り、患者の自己決定権を侵害したといえる場合には、医師に対する損害賠償責任が認められています。

合併症が起きたような場合には、患者に合併症などのリスクに関する説明義務を尽くしていたか否かが必ずといっていいほど問題とされます。そして、医師の側に医療ミスがなかったとしても、合併症などのリスクに関する説明をしていなかったとして、医師に損害賠償の支払を命ずる判決が出ることもあります。

3．説明義務を尽くしたことの重要性について

前述のとおり、医師に過失がなくても説明義務違反があったとして損害賠償請求などといった民事上の責任が認められる可能性がある以上、手術など医的侵襲行為を行うに際しては事前のリスク告知などの説明義務を十分に行っておくことがきわめて重要です。

4．リスク告知の説明方法について

医師が手術など治療のリスクについて説明を尽くすに際しては、合併症を列挙するだけでなく、合併症の生ずる頻度、合併症が起きた時の治療方法などについても説明しておくべきです。

また、医師が患者にリスク告知する際には、説明漏れがないように、

また、後になって患者から「説明がなかった」などと言われないように、医師からいかなるリスク告知を受けたかなどの内容、患者が医師からの説明に納得して手術に同意したことなどを「手術同意書」など書面に明確に記載しておく必要があると思います。

医療過誤に問われないための医師の説明義務の内容や程度などについては判例が集積されていますので、詳しくは弁護士にご相談ください。

（弁護士　武本夕香子　兵庫県弁護士会所属）

28 手術中の患者死亡についての処罰

Q 当院での手術中に患者さんが亡くなりました。遺族は患者さんが亡くなったことに納得せず、警察に告訴したため、執刀医が取り調べを受けることになりました。どのような場合に刑事上処罰されるのでしょうか。

A 医療ミスがあり、それが医師として通常求められる注意義務に違反したものと認められる場合には、業務上過失致死罪による処罰の対象となる場合があります。

手術などの医療行為は、治療目的で患者の身体に対する侵襲行為が加えられるものです。また、医療行為の結果についても不確実さは拭えず、場合によっては重大な後遺症を残したり、死亡するといった予期しない結果が生じることも避けられません。

その場合に、患者や遺族が、警察に被害の届出をするなどして捜査が開始され、行為者である医師が刑事責任を問われることもあります。

医療事故で刑事責任を問われる場合、刑法第211条の業務上過失致死傷罪に該当するかどうかが問題となります。同条は「業務上必要な注意を怠り、よって人を死傷させた者は、5年以下の懲役若しくは禁錮又は100万円以下の罰金の刑に処する」と規定しています。

ここで、「業務上必要な注意を怠る」とは、医師として通常求められる注意義務を果たしていない場合のことを指します。しかしながら、

「医師として通常求められる注意義務」とはどのような内容のものかは、医療行為が多岐に渡るために大きな問題となります。すなわち、薬剤の量や種類を誤る、患者や患部を間違える、異型血液を輸血する、体内への異物残存といった単純なミスについて過失を認めることには問題が少ないでしょう。

しかしながら、それ以外の診断、手術などは、担当医の専門的な知識や技術、経験に基づく裁量によるところが多く、通常の注意義務を充たしているか否かは直ちに判定することができません。そのため、その医療行為当時の医療水準から著しく逸脱しているかが、個々のケースごとに問題とされることになります。

裁判例においては、その科目の臨床医のほとんどの者が講じるであろう一般的な医療措置をなしているか否かで、医師に刑罰を科すかどうかを判定しています（福島県立大野病院事件・福島地裁平成20年８月20日判決）。

裁判所も、理想的な医療水準によって判断するわけではなく、医療行為が行われる状況（疾患の種類、重症度、緊急性、地域性、施設の規模などさまざまな要素があります）のもとにおいて、いかなる行為をなすべきであったか、あるいはなすべきでなかったのかを判断していくということになります。

医師としては、医療ミスを疑われる事態に備えて、一般的な水準による医療措置をとっていたことを証明できるように、普段からカルテなどの記録はきちんと残しておくことをお勧めします。

なお、刑事責任はあくまでも個人の行為に対するものなので、医療行為を行った担当医が業務上過失致死（傷）罪の処罰の対象となります。もっとも、チーム医療では、処分が病院の医科長にまで及ぶケースもあります（埼玉医科大学総合医療センター事件・最高裁平成17年11月15日決定）。

（弁護士　山田直樹　兵庫県弁護士会所属）

29 麻酔科医のミスと執刀医の法的責任

Q 手術の際、麻酔科医のミスにより、患者さんに麻酔薬を過剰投与してしまいました。その影響で脈拍が異常な数値に至っていたのですが、まさか心停止に至るとは思わず、そのまま手術を続けてしまった結果、患者さんが亡くなってしまいました。このような場合、執刀医である私は、遺族に対して責任を負わなければならないのでしょうか。

A このような場合は、執刀医に損害賠償責任が認められる可能性があります。

1．執刀医の責任

医師は、医療行為などに過失があり、その結果、損害が発生した場合に損害賠償などの責任を問われます。

チーム医療としての共同診療に関しても、医療過誤の原因となる医療行為を行った当該医師についてのみ責任が認められるのが原則です。チームで医療を行っているとしても、各医師には専門性に基づく独立性・裁量性があり、簡単に他の医師が口を差し挟むことができないからです。

ただし、麻酔科医のミスであっても、①患者の状態からして麻酔方法を含む治療方針自体に過失が認められる場合、②麻酔科医の判断を信頼すること自体が過失と認められる場合などには、執刀医にも過失責任が認められます。

本件の場合、脈拍が異常な数値を示しており、過剰投与であることが明白だったというのですから、その時点で何らかの処置をとる注意義務が認められ、それを怠った執刀医にも責任が認められる可能性が高いと思われます。

2．過去の事例

過去の裁判例でも、1歳児にマスク麻酔による全身麻酔を行った際、患者の状態から麻酔薬の過剰投薬による脈拍の異常（不整脈）を疑い、本件手術を一時中断して異常な状態の原因を究明し、その除去のための処置（麻酔の中断、十分な換気など）を取るべき注意義務があり、そうした注意義務を尽くしていれば、死亡を回避できたとして、麻酔科医のみならず、執刀医に対する責任を認めた事例（神戸地裁平成9年11月5日判決）があります。

他方で、麻酔科医に血圧を下げないよう指示しており、緊急手術でもあったなどとして、執刀医の指示に従わなかった麻酔科医の責任のみを認め、執刀医に対する責任を認めなかった事例（新潟地裁平成6年5月26日判決）があります。

3．雇用主（使用者）としての責任

執刀医は治療方針の決定に過失がなく、かつ、麻酔科医の行為や判断を信頼することについての過失がない場合でも執刀医の責任を問われる場合があります。

それは、執刀医が麻酔科医を雇っているような場合です。その場合、あなた自身の手術には過失が認められなくても、使用者責任（民法第715条）としての損害賠償責任が認められる場合があります。

詳しくは、弁護士にご相談ください。

（弁護士　武本夕香子　兵庫県弁護士会所属）

30 共同治療でのミスと法的責任

Q 大学病院に入院していたガン患者さんに抗ガン剤治療を施す予定でしたが、主治医が投薬量を誤り、それが原因で患者さんが死亡しました。この患者さんの治療には、主治医以外に、指導医と教授がついており、主治医は指導医の指導の下で治療方針を立て、指導医がこれを了承し、教授への報告書を提出し、教授が最終決定をするというものでした。主治医が立案した誤った量の抗ガン剤投薬の方針に対し、指導医と教授がその誤った方針が記載された報告書を受領していたにもかかわらず、これを指導医、教授とも見落として主治医の誤った治療方針を了承・最終決定したようです。このような場合、主治医に刑事責任があるとして、主治医以外の指導医、教授も刑事責任を負うことがあるのでしょうか。

A 主治医以外の指導医、教授ともに刑事上の責任を負うことがあります。

1　主治医の刑事責任ですが、業務上過失致死罪（刑法第211条）に該当すると考えられます。業務上過失致死罪の法定刑は、５年以下の懲役もしくは禁固又は100万円以下の罰金とされています。

ここで、過失があると言えるためには、①結果予見義務違反（結果発生を予測できる立場にあったのに予測しなかったこと）、および、②結果回避義務違反（結果発生を予測できたのに結果発生を回避する努力を怠ったこと）が認められる必要があります。

主治医の場合は、自ら立案した治療方針の中で、抗ガン剤の投薬量を誤り、それが原因で患者が死亡したということですから、上記①および②が認められます。その結果、業務上過失致死罪という刑事責任を負うことになります。

2　では、主治医以外の指導医、教授についてはどうでしょうか。

大学病院では、臨床経験が不十分な医師の育成を行いますので、指導医の監督下において治療経験を積ませるために、チームによる治療体制がとられます。このチームが組成されますと、治療方針の立案から実施に至るまで、指導医の了承を必要とし、教授が治療についての最終決定権を有することになります。

そして、このようなチームによる治療体制がとられる場合には、信頼の原則が適用される場合があります。信頼の原則とは、複数の者がそれぞれ仕事を分担する共同作業においては、分担者は他の関与者が適切な行動をとるであろうことを信頼してよく、他の者が不適切な行動を行うことまで想定した結果回避措置は要求されないとする原則です。信頼の原則が適用される理由ですが、チームによる治療体制の場合、ピラミッド型の上下関係における上位者は、その業務が多量、広範囲に及ぶことになります。そこで信頼の原則の適用の余地を認めないとすれば、上位者は下位者を信頼してはならないことになり、上位者は下位者全員を一律に監督対象としなくてはなりません。これでは簡単な処置も全て上位者が監督しなければできないことになり、大学における医師の教育の現実にもそぐわないことになるからです。

他方、信頼の原則が適用されるためには、不相当な結果を発生させないことをを確実にするための役割分担が体制としてできあがっていること、他の関与者が不適切な行動に出ることはないという信頼を正当化する事実関係が存在していることが必要です。

そこで本件の場合ですが、主治医、指導医らのそれぞれの治療経験の有無などが問題となってきます。仮に、主治医のみならず指導医にも十分な治療経験が無かった場合であれば、指導医が主治医を適切に指導監督することはできませんから、教授は、主治医の指導育成を指導医を信頼して委ねるようなことは許されないと言えます。そして、このような場合、治療方針の決定に際し、教授は、チームの立てた治療方法について具体的に検討する必要が生じていると言えます。したがって、抗ガン剤の投薬量についても、教授自らが具体的に確認・検討する必要があり、投薬量の誤りを見落として是正しなかったことに過失が認められることになります。また、もし指導医には十分な治療経験があるということであれば、指導医に過失が認められる一方で、教授については、信頼の原則の適用がなされて過失責任が否定されるということになるものと考えられます。

ただし、医療体制は各大学病院によって異なるので、医療体制に応じて慎重に判断すべき問題であると考えます。

（弁護士　牧野　聡　京都弁護士会所属）

31 担当医の交代と医師の法的責任

Q 医師が交代し、後任の医師の過失により、患者さんが亡くなってしまいました。私は前任の医師で治療にはミスがなかったのですが、遺族から訴えられています。このような場合、前任の医師である私は、遺族に対して責任を負わなければならないのでしょうか。

A 後任の医師の過失により患者が亡くなったことが証明できるのであれば、原則、前任の医師であるあなたが責任を負うことはありません。ただし、後任の医師に引き継ぐ内容などが不十分で、そのために後任の医師による医療過誤を引き起したなど事故につながる行為がある場合には、損害賠償責任を問われることがあります。

1．医師の責任

医師は原則として、自身の医療行為などに過失があり、その結果、損害が発生した場合に損害賠償などの責任を問われます。したがって、患者の死亡原因が、完全に後任の医師の過失による場合には、原則として前任の医師は責任を負いません。

2．引継ぎの重要性

しかしながら、前任の医師から後任の医師への引継ぎの内容が不十分、若しくは、誤っていた場合において、後任の医師による過失が、その引継ぎの不備によって引き起こされた場合は、前任の医師が責任を問われることがあります。

よって、担当医が交代するときは、正確で、かつ、十分な引継ぎを行う必要があります。後の争いを防止するためにも、引継ぎ内容を書面化しておくことも考慮したほうがよいでしょう。

3．前任の医師の過失か後任の医師の過失によるものかが不明な場合

問題は、患者が亡くなった原因が前任の医師の過失によるものか後任の医師の過失によるものかが不明な場合です。この場合は、いずれの医師も責任を問われる可能性が高いといえます。過失がいずれの医師のものか特定できないときで、競合した治療行為と患者の死亡との間に相当因果関係が認められる場合には、法律的には、客観的に見て双方の医師による関連した共同行為の結果、損害が発生したものとして、共同不法行為責任（民法第719条１項後段）が認められることになるからです。

そこで、このような事態に備えて、カルテなどには患者の様子や様態の変化、処置した内容などをできる限り正確に記録しておき、前任の医師の過失により損害が発生したのではないことを明確にしておくことが望ましいでしょう。

4．転院の場合の責任

転院による場合も基本的には、同じ病院内における担当医の交代の場合と同様に考えて構いません。すなわち、転院後の医師の過失による損害について、転院前の医師が責任を負うことは基本的にはありません。転医義務の問題について、詳しくはQ39をご参照ください。

（弁護士　武本夕香子　兵庫県弁護士会所属）

32 医療過誤訴訟の終わらせ方

Q 医学部で同期の医師が体の具合が悪いと言って、当院を信頼し受診してくれました。定期的に検査を行っていたのですが、ガンを発見したときには末期でした。その後亡くなり、遺族は定期的に検査を行っていたのに見落としがあったと主張して訴訟を提起してきました。このあと、どのように収束させるのがよいのでしょうか。

A 遺族側の主張を基礎づける証拠の有無などの事情に左右されるので弁護士への相談をお勧めします。遺族側の主張を基礎づける証拠があり、遺族側の請求が認められそうな事案であれば、訴訟上の和解により訴訟を終結させるのが良い方法といえるでしょう。遺族側の主張を基礎づける証拠がなく、病院側としても最後まで争う意思が明白な場合には、判決を求めるという方法もあります。

1．訴訟上の和解による収束

訴訟上の和解による場合、早期に解決できるというメリットがあげられます。控訴、上告など裁判の長期化というデメリットを回避することができます。また、病院側に分が悪い裁判であっても、相手方の譲歩により支払額を減額できる可能性があります。さらに、判断の対象となっている権利関係以外の事柄、たとえば医療訴訟の内容や和解内容について第三者に開示しないという秘密保持条項なども設けることができますので、柔軟な解決が期待できます。また、当事者の互譲の下に紛争を終結させるもので、判決に比べ円満な解決が望めます。デメリットとしては、真実が明らかにならないまま訴訟が終結してしまうため、病院に何らかの落ち度があったのではないかという印象を世間に与えてしまう恐れがあります。

2．判決による収束

判決に至る過程の主張立証は詳細なものにならざるを得ませんので、一審判決に至るまでに裁判期日が何度も開かれることになります。全面勝訴した場合、判決を通じて病院側に何らの落ち度もなかったという事実を世間に周知させるというメリットがあります。

しかし、全面敗訴した場合、相当高額の損害賠償金（慰謝料を含む）を支払わなければならない場合があり、また、一部敗訴の場合でも、遺族側の被害感情が強い場合が多いので一審判決では終結せず、控訴、上告と訴訟が続いてしまい紛争解決に至るまで数年かかってしまうなど紛争が長期化してしまうというデメリットがあります。また、敗訴判決の場合、判決の理由の中で病院側に何らかの落ち度があったことが認定されますので、報道などにより病院の落ち度が公的に認定されたという印象を世間に与えてしまうという恐れがあります。

3．賠償保険の内容の確認

医師が加入している賠償保険の検討も必要です。和解による場合にしても判決による場合でも、賠償責任が認められる方向での結論の検討には、実際に支払を負担する保険会社との間で十分に意見をすり合わせて方針を決める必要があります。

4．まとめ

加入している保険会社とも十分協議して、それぞれの方法によるメリット、デメリットを考慮の上、訴訟をどのように収束させるかを検討すべきです。具体的な対応については、弁護士に相談して決めるのがよいでしょう。

（弁護士　上山幸正　鹿児島県弁護士会所属）

33　後遺症が原因で亡くなった

Q　病気の後遺症が残った患者さんが退院し、翌年この後遺症が原因で亡くなったことを知りました。遺族は当院の責任だと言っています。責任の有無、また慰謝料などは発生するのでしょうか。

A　後遺症が生じた原因が病院に認められる場合、後遺症と死亡の因果関係が認められる場合には、病院には損害賠償責任（民法第709条、民法第415条）が発生します。それに伴って、慰謝料も発生します。

1．病院が責任を負う場合

病気の後遺症が生じた原因が病院側にある場合には、その後遺症と患者の死亡に因果関係が認められる場合、たとえ患者が退院したとしても、病院は患者の死亡について損害賠償責任を負います。

病院が患者に後遺症を発生させてしまった行為は、不法行為（民法第709条）を構成するといえます。また、患者と病院との間に診療契約が締結されているところ、診療契約においては、病院は患者に対して適切な診療をするという債務を負っているといえます。

そして、病院が患者に後遺症を発生させてしまったという行為は、この債務を怠ったことになります。そのため、病院が患者に後遺症を発生させてしまったことは、債務不履行（民法第415条）といえます。

また、患者が死亡したことに対する精神的損害としての慰謝料も発生します。

後遺症の認定がなされているということは症状固定までの治療行為はなされています。結局後遺症が生じた原因及び後遺症と死亡の間に因果関係が認められれば、たとえ患者が退院していたとしても病院が損害賠償責任を負うことに変わりはありません。

このように、病気の後遺症が生じた原因が病院側にあり、死亡との間に相当因果関係が認められるには、病院に損害賠償責任が発生するといえます。

2．病院が責任を負わない場合

病気の後遺症が生じた原因が病院側にない場合、病院は何ら責任を負いません。

患者が亡くなったのは後遺症を原因とするものですが、この後遺症を生じさせたのが病院でない以上、病院に何ら落ち度はなかったといえるからです。

この場合、病院は患者に対し、不法行為（民法第709条）に基づく損害賠償責任を負いませんし、債務不履行に基づく損害賠償責任（民法第415条）も負いません。

以上から、病気の後遺症が生じた原因が病院側にない場合、病院に何らの損害賠償責任は発生しておらず、病院に責任はありません。慰謝料を支払う必要もありません。　　（弁護士　上山幸正　鹿児島県弁護士会所属）

34 アルバイト医師の責任

Q 私は、病院を経営しておりますが、この度、大学病院に勤務している医師にアルバイトに来てもらいましたところ、その医師が宿直のときに医療事故が起こりました。当院には責任があるのでしょうか。また、その医師の勤務先の大学病院、あるいは、その医師自身の責任はどうなるでしょうか。

A 病院は、使用者責任（民法第715条１項本文）又は、債務不履行責任（民法第415条）に基づき、損害賠償責任を負うことになります。また、アルバイトの医師の起こした医療事故は、不法行為（民法第709条）を構成しますので、その医師自身にも損害賠償責任が発生します。一方、その医師の雇用主である大学病院はこの場合責任を負いません。

１．病院の責任

（1）使用者責任

病院とアルバイト医師との間に明確な雇用関係が認められない場合でも使用者責任が認められる可能性があります。

民法第715条１項にいう「他人を使用する者」とは、広く使用者の指揮・監督の下に使用者の経営する事業に従事する者を意味すると考えられています。そのため、同要件を満たすためには、実質的な指揮監督関係が存在すれば足り、雇用関係にあることまでは必要ではありません。

したがって、アルバイト医師であっても、病院の宿直にあたっている以上、病院とアルバイト医師の間に実質的な指揮監督関係があるといえますから、病院はアルバイト医師を「使用する者」といえます。

以上により、病院は使用者責任を負うことになります。なお、病院がアルバイト医師の選任監督について相当の注意をしたとき、又は相当の注意をしても損害が生ずべきであったときは免責されます（民法第715条１項但書）が、この免責が認められた例はほとんどありません。

（2）債務不履行責任

病院と患者は診療契約を締結しています。そして、病院の宿直をしているアルバイト医師は、病院の手足として病院に使用されているといえますから、アルバイト医師は病院の履行補助者にあたります。そして、履行補助者であるアルバイト医師の過失行為により、病院は診療契約上適切な治療を施すという債務を怠ったといえます。そのため、病院には診療契約上の義務違反という債務不履行責任が発生すると考えることもできます。

2．アルバイト医師の責任

すでに述べたとおり、アルバイト医師の起こした医療事故は、不法行為（民法第709条）を構成しますので、アルバイト医師にも損害賠償責任が発生します。

3．大学病院の責任

アルバイト医師の雇用主である大学病院が責任を負わないことはすでに述べたとおりです。アルバイト医師は大学病院の「事業」として宿直をしていたわけではありませんので、使用者責任（民法第715条１項本文）が成立するとはいえないからです。また、大学病院と患者側に診療契約など何らかの契約も締結されておりませんので、債務不履行責任も発生しません。

（弁護士　上山幸正　鹿児島県弁護士会所属）

35 紹介後の医療過誤

Q かかりつけの患者さんを大きな病院に紹介しました。ところがその大きな病院で医療過誤があり、後遺症が残りました。その患者さんは納得せず私とその病院を訴えました。私には責任があるのでしょうか。

A 原則として責任を負うことはありません。

患者が医療機関や医師を医療過誤に基づいて民事訴訟を提起する場合、債務不履行または不法行為に基づく損害賠償請求をすることになります。

しかし、医療過誤が発生した診療に関する診療契約は、患者と紹介先の医療機関との間で締結されており、あなたやあなたの医療機関が患者と締結したわけではないので、あなたやあなたの医療機関に債務不履行責任は発生しません。

また、実際に医療過誤を行った、すなわち不法行為を行った者は、紹介先の医師なので、あなたやあなたの医療機関が不法行為責任を負うことはありません。実態からみても、かかりつけの患者を他の病院に紹介するということは、あなたの専門外の診療であったからであると思われるところ、具体的な診療行為については紹介先の医師が全て行っていますので、あなたが責任を負うことはないと考えられます。

ただし、例外的に、紹介先の医療機関で起こった医療過誤について、紹介元の医療機関にも責任があると判断したケースもあります（東京地裁平成23年11月24日判決)。この事例というのは、紹介元の医師が、提携先である紹介先の医療機関に赴き患者を自ら手術し、医療過誤を起こしてしまったという非常に特殊な事例です。そのため、通常の紹介元の場合であれば、医療過誤の責任を負うことはありませんが、あなたが紹介先の医療過誤に大きく関わっているような場合には、医療過誤の責任を負うことがあり得ますのでご注意ください（Q35参照）。

（弁護士　石上晴康　第二東京弁護士会所属）

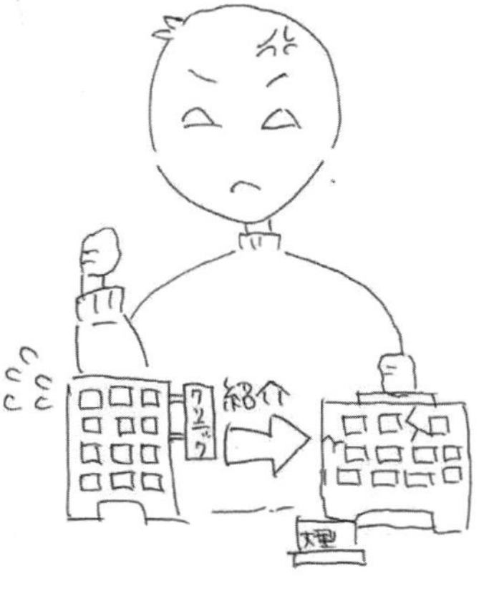

36 医療過誤の責任と消滅時効

Q

６年前に手術でミスを犯してしまい、手術中に患者さんが亡くなってしまいました。ご遺族には手術後すぐに詳しい内容を説明して謝罪したのですが、ご遺族から「訴える」と言われました。

ところが、その後６年経った今になってもご遺族からは何の連絡も来ません。このような場合、医師は何年経っても責任追及されるリスクを抱えることになるのでしょうか。

A

手術が改正民法施行日の令和２年４月１日以降であれば、改正民法が適用され、消滅時効の主張をすれば、責任を免れることができます。

手術が改正民法施行日よりも前のことであれば、消滅時効の主張は難しいと思います。

１．改正民法施行前

医師が患者を治療する場合、医師と患者との間には、診療契約が締結されることになります。そして、手術のミスにより、手術中に患者が亡くなったとのことですから、医師は診療契約上の義務に違反したことになります。そして、このような診療契約上の義務違反を債務不履行と呼びます。

旧民法の下では、医師の債務不履行に基づく損害賠償責任は、10年経たなければ消滅時効にかかりませんでした（旧民法第167条第１項）。そのため、旧民法が適用される事案の場合（令和２年３月31日までの手術）だと、手術後６年経った段階では、医師が消滅時効を主張して責任を免れることはできませんでした。

２．民法改正

令和２年４月１日以降は、改正民法が施行されました。そして、消滅時効の部分も改正されました。

３．民事責任の時効消滅

改正民法の下では、「権利を行使することができることを知った時」から５年（民法第166条１項１号）で消滅時効にかかるとされ、「（人の生命又は身体の侵害による損害賠償請求権の場合）権利を行使することができる時」から20年で消滅時効が完成するとされました（同法第167条、同法第166条１項２号）。

すなわち、患者ないし遺族が医療過誤の事実を知ってから５年経つと医師の損害賠償責任は、消滅時効にかかってしまい、請求できなくなります（同法第166条１項１号、同法第724条１項１号、724条の２参照）。

また、患者が、医療過誤の事実を知らなかったとしても、手術をしてから20年が経過すると、もはや医師らに対する損害賠償請求はできなくなります。

４．「手術ミスを知った時点」にご注意

設問のケースは、手術後すぐに医師から患者の遺族に対してミスの内容についての説明がありました。そのため、医師の上記説明があった時

点で、患者の遺族は、「権利を行使することができることを知った」と言えます。

そのため、民法施行後の手術ミスであれば、医師の上記説明から５年間を経過すると、消滅時効が完成し、もはや医師に対する損害賠償請求権を行使することはできなくなります。

５．数年後に医療過誤の事実を知った場合

では、改正民法施行後の手術ミスについて、仮に、医師から医療過誤についての説明がなく、数年経過してから遺族が医師の手術ミスを知った場合はどうなるでしょうか。

この場合は、遺族が医師のミスを知った時点で初めて「権利を行使することができることを知った」と言えます。そのため、遺族が医師のミスを知った、その時点から５年が経過しなければ、医師に対する損害賠償請求権は消滅時効にはかかりません。

患者や遺族が医師に対する損害賠償請求ができることを知らない限りは、５年の消滅時効の期間がスタートしないのです。

そのため、医療過誤があった場合には、患者や遺族に早めに事情を説明し、説明したこと及び説明した日時を明確に書面などに記録しておくべきでしょう。

（弁護士　武本夕香子　兵庫県弁護士会所属）

37 医療過誤についての話合い

Q 手術の際にミスを犯してしまい、患者さんが亡くなってしまいました。私は、適正な賠償金は支払うつもりでいたのですが、ご遺族から何の連絡も来ないので困っています。私としては賠償について円満な話合いをしたいのですが、このような場合どうしたらよいのでしょうか。

A 医師の側から話合いの申入れをしても、遺族から何のアクションもない場合、まずは、弁護士に示談交渉を依頼するのがよいと思います。裁判所に民事調停の申立てをすることも有効です。

1．弁護士による示談交渉手続について

ミスを犯した医師ご本人が遺族と直接話合いをすると、どうしてもお互いに感情的になってしまい、話合いがうまく進まないことが多いようです。その場合は、まずは、弁護士を間に入れて、示談交渉を試みることがよいと思います。

2．裁判所の民事調停手続について

民事調停手続は、裁判所において相手方と円満に話合うための手続です。裁判所で行うとはいえ、調停においては、あくまでも中立的立場の調停委員を間において話合いを進めて行くので、訴訟とは異なり角が立ちにくいということがいえます。

３．示談交渉と調停手続のメリット・デメリットについて

弁護士による示談交渉のメリットは、比較的早く話合いが進むことです。他方、裁判所における調停手続には、解決までに比較的時間がかかることがデメリットです。

調停手続の場合、１カ月～１カ月半に１度の割合で調停期日が開かれ、調停期日と調停期日との間は、通常は話合いが進まないからです。また、直接面談して相手方と話合いをするわけではなく、調停委員を介して間接的に話合いを進めて行くことも、時間がかかる要因となっています。

ただし、相手方に交渉のテーブルになかなか着いてもらえないときなどは、逆に調停手続のほうが早く進むことがあります。示談交渉では、交渉日時を一方的に設定することや、交渉そのものの無理強いはできませんので、このような場合には、どうしても先延ばしになってしまうリスクがあるからです。これに対し、調停手続では約１カ月に１度の割合であっても、確実に期日が入るので、相手方が出席してくれれば、遅くても着実に話合いが前に進みます。

また、調停手続では、時間をかけて話合いを進めて行くうちに当事者間の気持ちがほぐれ、円満な解決に結びつくこともあります。よって、時間がかかることが必ずしもデメリットになるとは限りません。

また、調停期日において当事者の話を聞くのは、中立的立場の調停委員であり、相手方と直接交渉するわけではないので、お互いに感情的になりにくいというメリットもあります。

調停手続には本人が出頭するのが原則ですが、弁護士に依頼した場合には、弁護士に調停期日に同行してもらうこともできます。

４．その他

各地の弁護士会による示談あっせん手続なども利用することが可能です。詳しくは、弁護士にご相談ください。　（弁護士　武本夕香子　兵庫県弁護士会所属）

38 看護師のミスについての医師の責任

Q 看護師の処置が悪くて患者さんが死亡しました。患者さんのご遺族から損害賠償請求をされていますが、医師である私にも賠償義務はあるのでしょうか。

A 賠償義務が生じる場合があります。

1．医師が医療機関の開設者である場合

医師が患者を治療する場合、医療機関開設者と患者との間には、医療契約が結ばれることになります。そして、この医療契約により、医療機関の開設者は、患者のために最善の治療を行う義務を負うことになります。

したがって、看護師の処置が悪くて患者が死亡するに至った場合、医療機関の開設者は、この義務を尽くさなかったことになり、遺族が被った損害を賠償しなければなりません（債務不履行責任　民法第415条）。

また、医療機関の開設者は看護師を雇用しており、このような雇用関係の下では、雇われている看護師が職務上患者に損害を加えた場合、使用者としても損害賠償責任を負うことになります（使用者責任　民法第715条１項）。

ただし、医師が債務不履行に基づく損害賠償責任と使用者としての損害賠償責任の双方を負う場合（請求権競合）であっても、患者の遺族に対して二重に賠償しなければならない訳ではなく、患者の遺族の選択に

より、どちらか一方の損害だけを賠償すれば足りることになります。

2．医師が勤務医である場合

医療機関の開設者ではなく、勤務医の責任はどうなるかですが、勤務医は看護師を雇用している訳ではありませんから、使用者責任を負うことはありません。ただ、看護師の処置が、勤務医の指示によるもので、かつ、その指示が誤っていた場合には、勤務医といえども患者の遺族が被った損害を賠償しなければならないことになります（不法行為責任　民法第709条）。

事案の内容によって、慎重に判断しなければならない問題なので、損害賠償請求された場合には、早めに弁護士に相談することをお勧めします。

（弁護士　牧野　聡　京都弁護士会所属）

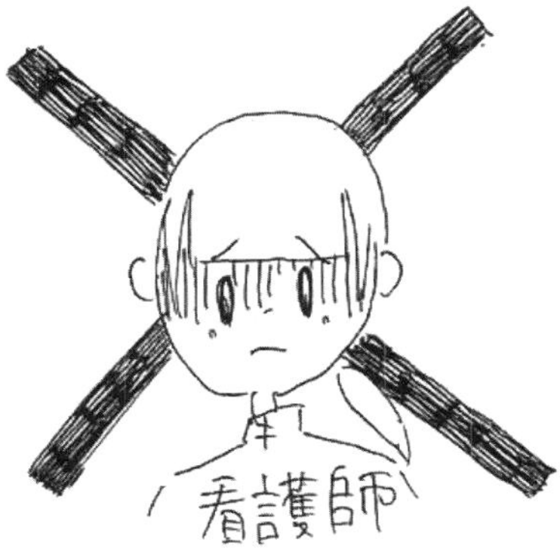

39 転医義務に関する問題

Q 当院の患者さんを、大きな病院に紹介しました。ところが、転院先の病院で医療過誤が発生し、患者さんが当院を訴えると言っています。当院は責任を負わなくてはならないのでしょうか。

A 原則として責任を負う必要はないと考えられますが、医師には、転医義務があり（医療法第１条の４第３項、保険医療機関及び保険医療養担当規則第16条）、これを尽くしていない場合は、責任を負う可能性があると考えられます。

医療過誤を起こしたのは転院先の病院だから、当方は責任を負う必要はないと考えられます。

法律的にいえば、医療契約は患者と転院先の病院で結ばれていて、医療過誤を行ったのは転院先病院だから、債務不履行責任や不法行為責任は転院先の病院が負うのが原則です。

ただし、患者の診察を行った結果、自分の専門科目外の病気であるとか、専門科目内であっても自己の力量や自己の有する設備を超えた疾患の治療が求められる場合には、医師には転医義務が生じます。

転医義務には、

①転医先が適切な設備・専門医を配置した医療機関であることを確認する義務

②転医先に対して患者を受け入れてくれるかを確認する義務

③転医の際に患者の診療経過や転医の理由となる傷病について、患者、転医先の医師に説明する義務

④患者が搬送可能な状況かを確認し、最善の状況で最善の方法で転送する義務

などが含まれるといわれています。たとえば、次のような場合には、転医させた医師にも責任が認められる場合があります。

(1) 転医先の医師に患者の状況をきちんと説明しなかったなどの転医義務違反があり、それも原因の一部となって治療が手遅れになるなどの医療過誤が生じた場合

大阪高裁平成８年９月10日判決の事例では、生後６カ月の男児がベッドから転落して泣いているとのことで、開業医の診療を受けたところ、開業医は頭蓋内出血を疑い、緊急開頭手術を行うべきと考え脳外科専門医に転送したというものでした。ところが、開業医が緊急開頭手術の可能性を伝えていなかったため、転医先の脳外科医が治療の時機を失し、患者に硬膜外血腫による後遺症が残ったという結果が生じ、開業医の転医の際の説明義務違反があったとして開業医に責任を認めています。

(2) 転医先を決定する際に、患者の疾患治療に最適の診療科目を備えた医療機関の選択、及び、その際に最適の技量を有する専門医の確認を得て転医を実施しなかった場合

広島高裁岡山支部平成12年１月27日判決の事例は、交通事故患者の血管損傷が疑われ、血管造影検査がなされることを期待して転医させたが、転医先の病院には血管造影検査に習熟した医師がいなかったため、患者の血管損傷の適時適切な診療を受けさせることができず、左下肢切断に至ったというものでした。裁判所は適切な医療を受けさせることができる医療機関に転医させなかったとして、転医させた医師の責任を認めています。

（弁護士　坂野真一　大阪弁護士会所属）

40 患者が医院前で転倒骨折した場合の責任

Q 当院の患者さんが通院の際に医院の前の坂道（公道）で転倒・骨折し、他院に救急車で搬送され、長期入院となりました。当院には責任が発生するのでしょうか。

A 単に、医院の前で転倒されたというだけでしたら、何ら責任は発生しません。しかし、転倒された原因が、医院側にある場合には、事情が変わってきます。

いわゆる公道において、人が転倒した場合、たまたま転倒場所が病院の前であったというだけで、あるいは、転倒した人が、その病院の患者で通院途上であったというだけでは、原則として患者の転倒について病院が責任を負うということはありません。

しかし、その患者が転倒することについて、病院側が何らかの影響を与えていた場合には、この原則どおりになるとは限りません。

たとえば、冬の早朝、病院の前に水をまけばそれが凍って、歩行者が転倒することが予想できたような場合に、あえて水をまいたとします。そこに、病院に通院するために通りがかった患者がいて、凍った道路で転倒したような場合、病院は患者が骨折によって被った損害を賠償しなければなりません。

あるいは、患者が歩行が困難で、歩行させると転倒することを十分承知しながら、あえてその患者に歩いて通院するように勧めていたような場合、やはり患者が通院のために歩行して転倒し、骨折すれば、その骨折によって患者が被った損害については賠償しなければならないでしょう。

（弁護士　牧野　聡　京都弁護士会所属）

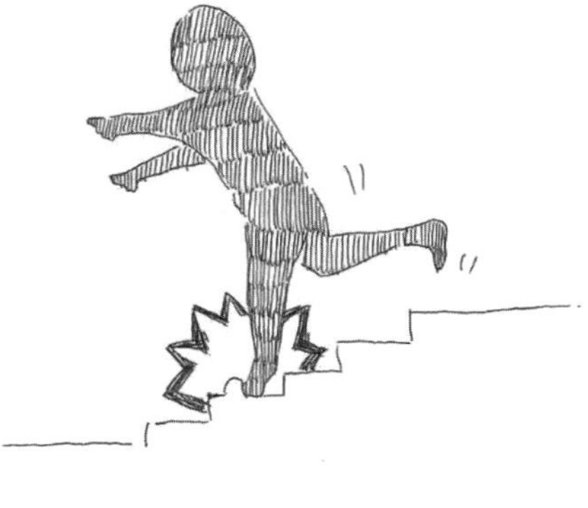

41 誤った検査データに関する責任

Q 誤った検査データに基づいて患者さんを治療したところ、医療過誤が起こりました。検査会社の責任はあるのでしょうか。また、当院の責任はどうなるのでしょうか。

A 医療過誤によって患者が損害を被った場合、検査会社には損害賠償責任が発生します。他方、病院が損害賠償責任を負うかどうかは、検査会社の検査データの誤りを見逃した点について責任があるかどうかによって違ってきます。

病院が検査会社に検査を依頼した場合、検査会社は病院に対し、正確な検査データを提供する義務を負います。それにもかかわらず、誤った検査データを提供したということであれば、検査会社は、病院との関係において、この義務に違反したことになります。これを債務不履行といい、検査会社は債務不履行責任に基づく損害賠償責任を負うことになるのです（民法第415条）。

また、その病院に治療を依頼した患者との関係では、検査会社は、不法行為責任を負うことにもなります（民法第709条）。そして、病院が誤った検査データに基づいて誤った治療を行った結果、患者が損害を被った場合、検査会社は、病院から依頼を受けた検査の結果に基づいて、その病院が患者に誤った治療を行うことは、容易に予想できることですから、患者が医療過誤によって被った損害の全てについて、検査会社は損害賠償責任を負うことになるのです。他方、病院側の責任についてですが、検査データの誤りを病院がいくら注意していても気付かなかった場合は、病院は患者への誤った治療についての責任を問われることはありません。

しかしながら、病院が検査データの誤りに気が付いていたにもかかわらず、誤りを無視して治療を行ったり、あるいは、容易にその誤りに気付くことができたにもかかわらず、不注意で気が付かないまま誤った検査データを基にして誤った治療を行った場合には、病院は患者が被った損害について損害賠償責任を負うことになります。

（弁護士　牧野　聡　京都弁護士会所属）

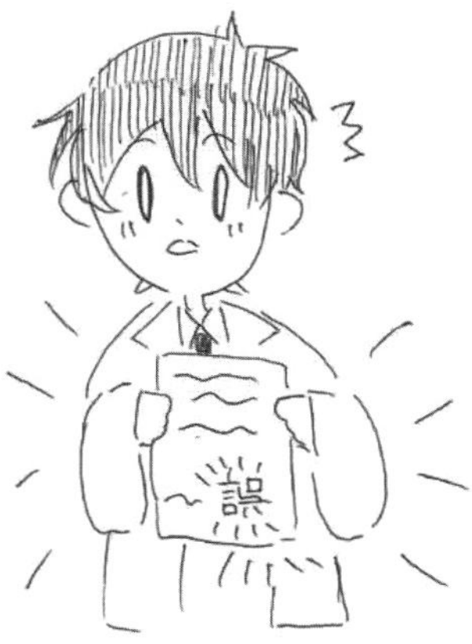

応召義務（医師法19条）

42　応召義務

Q　医師や歯科医師は診療を求められた場合、必ず応じなければならないのでしょうか？

A　極力、診療を断るべきではありません。

1　原則として、医師や歯科医師には応召義務があり、「正当な事由」がなければ、診療に応じなければならないと法律上定められています（医師法第19条第１項、歯科医師法第19条第１項）。

2　しかし、医療現場においては、診療時間外で医師や歯科医師が不在であることや、患者の病状が当該医療機関の専門外であることを理由として診療を断らざるを得ない場合もあります。このような場合でないとしても、「正当な事由」が認められれば、必ず診療に応じなければならないというわけではありません。「正当な事由」の有無は、①医師・歯科医師側の事情（医師・歯科医師の不在、時間外、専門外など）、②患者側の事情（病状、緊急性など）、③地域その他の事情（近くに専門病院があるかどうかなど）を総合的に考慮して判断されます。したがって、医療現場において、診療に応じなければならないかの判断をその場で適切に行うことは困難であることが実情です。

3　確かに、医療現場の感覚では、診療を断っても問題が生じることは少ないという感覚があることでしょう。しかし、命の危険が迫っている救急患者の場合は、状況は異なります。

すなわち、医師や歯科医師が診療を断ったために患者が亡くなった（若しくは重度な後遺症が残った）ということになると、医師や歯科医師の応召義務違反が問われる可能性があります。また、医療機関が民事責任を問われる可能性は非常に高いです。更に、患者や患者の遺族から、診療を拒否した医師や歯科医師自身が損害賠償を請求されることもあり得ます。実際に、救急患者について満床を理由として当直担当医師が受け入れを拒否した結果、患者が亡くなったという事例において、医師の損害賠償責任が認められた裁判例があります。

4　旧厚生省の通達によると、緊急性が高い患者については、診療時間外や休診日を理由に診療を拒むことはできないとされています。また、医師が自己の標榜する診療科目以外の疾病について診療を求められた場合も、患者が診療を求めるときは、応急の措置その他できるだけの範囲のことをしなければならないとされています。したがって、特に、緊急性の高い患者については、医師や歯科医師側の事情によって診療を拒否することは難しいため、医師や歯科医師は、最低でも応急の措置などを行う必要があるといえます。

5　以上で述べたとおり、医師や歯科医師は、応召義務を負っているため、極力、診療を断るべきではありません。診療を断る場合には、後から応召義務違反を問われることがないように、当該診療拒否について「正当な事由」が認められるかどうかという点を吟味して、慎重に判断することが重要です。そして、何より大事なのは、判断とその過程が合理的なものであったことを後から証明できるだけの証拠が残されているかということです。

いざというときに紛争に巻き込まれないように、日頃からカルテなどの記録のチェックを行い、紛争を未然に防止するための「医療安全体制」が求められます。　　　　　　　（弁護士　鈴木孝昭　東京弁護士会所属）

43 暴力団員などの診療

Q 最近全国各地で暴力団排除条例が制定されていますが、医療機関が暴力団員や暴力団関係者の診療を行うことは禁止されるのでしょうか。また、条例を理由として、診療を拒否することはできるのでしょうか。

A 診療を行うことが禁止される訳ではありませんし、診療を拒否することもできません。

最近、全国で暴力団排除条例が制定されており、医療機関が暴力団員や暴力団関係者を診療することが許されるのかという疑問が生じます。

まず、各地の暴力団排除条例の内容は同一でないため、一概にはいえないところがあります。ただ、各地の暴力団排除条例は、行政や事業者の事業活動、住民の生活に生じる不当な影響を排除し、住民の平穏な生活を確保することなどを目的とするものです。そのため、条例は、住民に対して暴力団との一切の関係を遮断することを求めたり、事業者に対して暴力団に利益を与えることの禁止や契約時に暴力団員などを契約の相手方としないことを契約内容とすることを求めたりするものとなっています。

ここで禁止されている暴力団への利益の供与とは、暴力団の活動を助長したり、暴力団の運営を資することになる財産上の利益の供与をいいます。そのため、暴力団員や暴力団関係者を診療することは、ここでいう利益の供与には当たりません。

また、医師は、医師法第19条１項により、診察治療の求めがあった場合には、正当な事由がなければ、これを拒んではならないとされています。そして、暴力団員などを診察することは法令又は正当な業務による行為に該当すると考えられますので、患者が暴力団員であることだけでは診察を拒むことのできる正当事由にはあたりません。そのため暴力団員であることを理由として、診療を拒むことは許されません。

なお、診療以外の取引においては、事情が異なります。取引の相手方が暴力団員であったり、暴力団関係者である場合には、暴力団排除条例によって、取引を拒否することができますし、取引を始めてからであっても、相手方が暴力団員や暴力団関係者であることがわかった場合には、取引契約を解除することができる場合があります。詳しくは、弁護士にご相談ください。

（弁護士　牧野　聡　京都弁護士会所属）

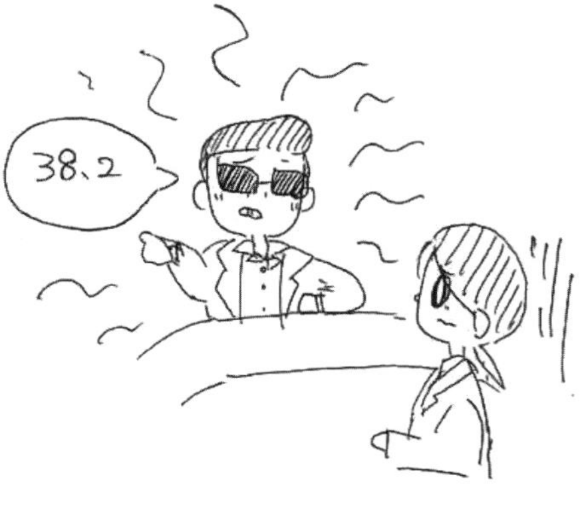

44 外国人の診療

Q 当院の前で、外国人旅行者が転倒しました。骨折か捻挫のような症状なのですが、診察・治療の依頼があった場合、これを断ることはできるのでしょうか。

A 原則として、正当な事由が無ければ、診療を断ることは許されません。

医師は、医師法第19条1項により、診察治療の請求があった場合、正当な事由なくこれを拒否することはできないと定められています。

それ故、外国人旅行者の診察・治療の依頼を断ることができるかどうかを考える上では、逆に、どのような場合に正当な事由があるとして診察治療を断ることができるかを考える必要があります。

たとえば、診療時間外であることのみを理由とすることは、原則として許されないと考えられます（昭和24年9月10日医発第752号厚生省医務局長通知）。

では、専門外の場合はどうでしょうか。これも原則として許されないと考えられます。ただ、その患者に本来求められている診療治療が高度なものであって、他の専門医の診断治療を受けさせたほうが患者にとって適切だと判断されるような場合については、例外的に診察治療を拒否することも許されるでしょう。

次に、患者が外国人の場合、言葉の問題があります。患者の症状に関する詳細な説明が無ければ診察治療を行えないような場合に、患者の説明が理解できないようであれば、診察治療を拒否しても正当な事由があるといえるでしょうが、そもそも患者の説明が必要ない症状であれば、診察治療の拒否は許されないと考えられます。

なお、外国人旅行者の場合、健康保険に加入していないものと推察されます。果たして治療費の支払が見込まれるかという疑問が生じるところです。この点、全く支払いの見込みが無い場合には、診察治療の拒否はやむを得ないものとして、正当な事由があるといえるでしょうが、そうでなければ、所持金が無いということだけで診察治療の拒否は許されないと考えられます。また、全く支払いの見込みが無い場合でも、症状が重篤で緊急を要するような場合には、正当な事由があるとまではいえず診察を断ることはできないと考えられます。

（弁護士　牧野　聡　京都弁護士会所属）

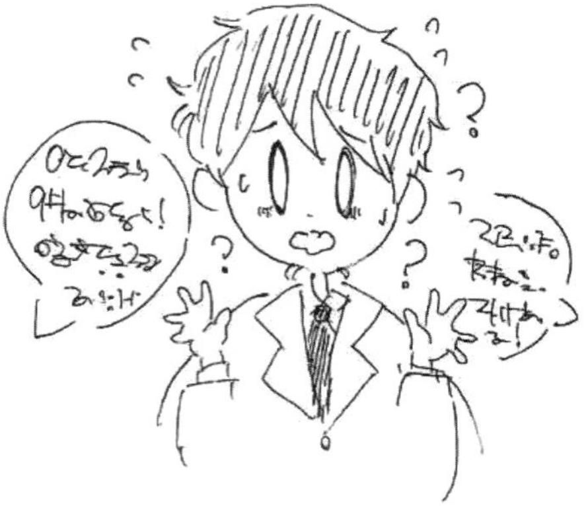

45　退院の勧告に従わない患者

Q　入院患者のＡさんは、けがが治っているのに、その後も長期間の痛みを訴えて退院してくれません。私は、保険金目当ての詐病の可能性が高いと思っています。Ａさんは、粗暴な面があり、他の患者さんと喧嘩して傷害を負わせたり、看護師に対する乱暴な行動が目につき、非常に困っています。私のほうから退院するようにと再三求めたのですが、応じてもらえません。このような場合、どうしたらよいのでしょうか。

A　治療・入院契約を解除する旨をＡさんに文書で通告し、退院を求めます。それでもＡさんが退院に応じない場合には、裁判手続をとる以外にはないと考えられます。

ご承知のとおり、医師法第19条１項は、「診療に従事する医師は、診療治療の求めがあった場合には、正当な事由がなければ、これを拒んではならない」と定めています。

逆にいえば、「正当な事由」があれば、これを拒むことができます。けがが治り、治療の必要性がなくなった以上、退院を求めるのは当然のことと思われます。

Ａさんの入院期間が通常必要とする治療期間を大幅に超えて、他覚的所見も消失しているような場合には、治療の必要性そのものが認められず、保険金目的のための詐病と考えることにも合理性があります。

そのうえで、他の患者との喧嘩により傷害を負わせるなどといった犯罪行為や看護師に対する乱暴な言動などの迷惑行為を行い、当院における正常な医療活動が阻害されるような場合には、病院はAさんに対し診療・入院に関する契約を解除して退院を求めることができます。なお、退院を求める際には、後からいついかなる求めを行ったかを証拠づけられるように、必ず文書を手渡す方法によることをお勧めします。

それでもAさんが退院しようとしない場合には、退院を求める裁判を起こすことになるでしょう。また、Aさんが病院内で暴れて他の患者や看護師に危害を加える危険性がきわめて高い場合には、裁判所に退院を求める仮処分を申立てる方法もあります。

ただし、いきなり患者に対する裁判を起こすとかえってトラブルになることもあります。あらかじめ、治療終了の通知及び入院契約の解除を行い、退院を求める文書において、「○年○月○日までに退院しなければ、裁判を起こす」などの告知をしておくべきだと思います。

また、Aさんが病院内で他の患者に対して危害を加えるなどの犯罪行為を行っている場合には、警察に通報して拘束してもらうことになるでしょう。

退院を求めるに当たり病院にとって大事なことは、後日、裁判などで事実が争われた時のために、十分な証拠を残しておくことです。Aさんが医師による診療が必要ないのに退院しないことや病院内で違法行為を行っていること、すなわち、Aさんの行動や事実経過などについて、できる限りこまめに書面や録画などで証拠化しておくことが必要です。

（弁護士　武本夕香子　兵庫県弁護士会所属）

46 強制退院の可否とその実現手段

Q 当病院では病室内での携帯電話での会話を全面的に禁止しているのですが、病室で携帯電話での会話をやめない入院患者がいます。ときには夜中まで電話でしゃべりつづけており、同室の他の患者さんからもクレームが来ています。この入院患者は、すでに治癒していると思われますが、そのような患者さんを強制的に退院させることはできるでしょうか。

A 「正当な理由」がない限り退院を強制することはできません。

任意に出て行かない患者に対しては、病室明渡しの断行仮処分を申立てるといった法的な手続で対応する必要があります。病院スタッフが強制力を持って排除するといった方法（自力救済）は認められません。

1．医師の応召義務との関係

まだ患者が治癒しておらず、治療を求めている限り、医師には、診療に応ずる義務（応召義務）があり、「正当な事由」がなければ退院を強制できません。

2．強制退院の「正当な理由」がある場合とは

では、強制退院の「正当な事由」がある場合とはどのようなものでしょうか。この点については、①医師が当該患者に入院治療の必要がない旨の

診断を下しており、②当該患者が他の入院患者の治療効果に悪影響や入院事務の円滑な遂行に支障をきたすようなふるまいをしている場合に、当該患者に対する病室明渡しの正当性が認められた裁判例〈東京地裁昭和44年２月20日判決、最新医事紛争Ｑ＆Ａ第37回（北海道医報1173号）〉があります。

３．本件の場合

すると、本件のような患者に関してはこのように考えられます。当該患者の行為（携帯電話での会話）が、きわめて頻回ないし他の患者に対する迷惑が大きく、入院事務への悪影響が大きいかどうかという点を総合的に勘案して、強制退院の「正当な事由」の有無を判断することになるでしょう。

４．具体的な対策

（１）直接的な対策

「正当な事由」が認められる場合、病室明渡しの仮処分申立てを行うことになります。ただし、時間的労力的にも負担になりますので、なるべく自発的な退院を促すのがベストです。

当該患者の行為態様が行き過ぎている場合で、刑事上の罪に該当する可能性がある場合には、警察に相談するといった対応も考えられます。ただし、当該患者の非行の事実を、録音録画も含め、できるだけ具体的に証拠として集める必要があります。

（２）事前の対策

院内規則に「医師が入院治療を要しないと判断した患者及び当該患者の言動が院内の秩序悪化・他の患者の治療に支障を来すような場合に、当該患者に対して強制退院を命ずることができる」といった定めを置き、入院時にその旨の同意を取り付けておく方法も考えられます。

（弁護士　向原栄大朗　福岡県弁護士会所属）

47 診断書の交付拒否

Q 患者さんから、診断書交付を依頼されました。ただし、その内容として、交通事故で後遺障害慰謝料を高額化するために本来の病状より重く診断書を書いてほしい、とのことでした。このような依頼をうけると紛争に巻き込まれそうなので拒絶したいのですが、可能でしょうか。

A 診察を行った医師は、患者から診断書交付の求めがあった場合には、正当な理由がなければ、これを拒むことはできません（医師法第19条２項）。しかし、本件のような場合は、「正当な理由」があるとして拒絶できると考えられます。

1．診断書交付義務（医師法第19条２項）

本来、患者を診察した医師には、「正当な理由」のない限り、診断書の交付義務があります。もっとも、紛争に巻き込まれたくないというだけでは、「正当な理由」とはいえません。

したがって、病名・症状・治療期間など、診療録に記載されている事項については、原則として診断書の交付を拒絶することはできません。

2．拒絶できる「正当な理由」がある場合とは

以下のような場合には、診断書交付を拒絶できる「正当な理由」があると考えられています。

①個人情報漏洩や犯罪に使用される恐れがある場合

②虚偽の記載をするよう求められた場合

③患者や第三者などに病名や症状が知られたら診療上重大な支障が生じる恐れがある場合

そして、本件の依頼内容は「本来の病状より重く診断書を書いてほしい」というものですから、上記②に該当すると考えることができます。

そもそも、このような事例は、患者が保険金を詐取するのに加担しているのと同じですから、詐欺罪の共犯行為とも判断される恐れがあり、①にも該当し得ます。したがって、本件事案においては、「正当な理由」があるとして診断書の交付を拒絶できるでしょう。

3．専門的鑑定事項

では、本件のような事案以外にも、たとえば以下のような場合はどうでしょうか。

①前医の治療に過誤があるので前医を訴えるための証拠として、当院での診断内容と前医の診療との因果関係を書いてほしいとの依頼

②死亡した元患者の残した遺言書の効力について裁判上有利に働かせるため、元患者の生前に遺言能力があったと記載してほしいとの依頼

①については、歯科医師の事例ですが、実際の裁判例において、前医の過失や因果関係について記載した診断書の作成を後医に依頼したものの、後医がこれを断ったことにつき、患者の依頼は診療の範囲を超える専門的鑑定事項の作成にあたるとして、そもそも「診断書」に該当せず、仮に「診断書」にあたるとしても診断書の交付拒絶に「正当な理由がある」と判断したものがあります（大阪高裁昭和61年１月30日判決）。

また②についてですが、そもそも医師の診療は病気治療が目的であり、

遺言能力の判定のために行うわけではありません。すなわち、これも診療の範囲を超えた専門的鑑定事項に該当することから、そのような事項を診断書に記載することを拒絶することには正当な理由があると考えられます。　　　　　　　　　　（弁護士　向原栄大朗　福岡県弁護士会所属）

その他

48 要介護認定と主治医の意見書

Q 複数の医師にかかっている患者さんから、介護保険サービスを利用するために、要介護（要支援）認定を申請するには主治医の意見書が必要と言われたので、どう準備すればよいのかと聞かれています。どうすればよいのでしょうか。

A 要介護認定に必要な「主治医意見書」とは、かかりつけの医師が、対象者の介護・支援の必要性について意見を述べる書類です。要介護（要支援）認定の証拠書類として用いられるものですから大変重要な書類といえます。

ただし、主治医意見書は要介護認定の申請者が直接医師に書いてくださいと、お願いするものではなく、市町村が主治医に依頼して作成してもらうものです。

要介護認定申請者が、市町村窓口で申請用紙の主治医欄に主治医の情報（名前、所属している医療機関、所属している科、医療機関の住所など）を記入して提出すると、行政が申請用紙に記載されていた主治医に用紙を送って情報提供を依頼し、医師が記入した用紙を市町村に返送することになります。申請者が費用を負担する必要はありません。

要介護認定は、もちろんその後に受けられるサービスの種類や補助金の額にも影響しますから、とても重要です。要介護認定の判断は、医師の意見書と対象者への面接での調査書に基づいて判断されるのが基本ですが、面接は１回きりなので、患者のことをよく知っているはずの医師の意見書のほうが重視される傾向にあるとの指摘もあります。したがって申請書類に主治医として記入する医師は、患者とコミュニケーションを十分とっておいて、申請者の介護の必要性などについてよく理解しておくほうがよいでしょう。

複数の医師にかかっている場合、どの医師が意見書を作成すればよいのかが問題になります。患者の身体全体のことを把握している内科の医師が無難であると思います。ただ、特に専門的な病気で介護が必要になっている場合はその病気を診てくれている医師に作成してもらうほうがよい場合もあります。

また、特に医師にかかったことがない方も、医師の紹介を受けられたり、主治医となってくれる医師のリストをもらえたりしますので、要介護認定申請の窓口で相談してみてください。

（弁護士　坂野真一　大阪弁護士会所属）

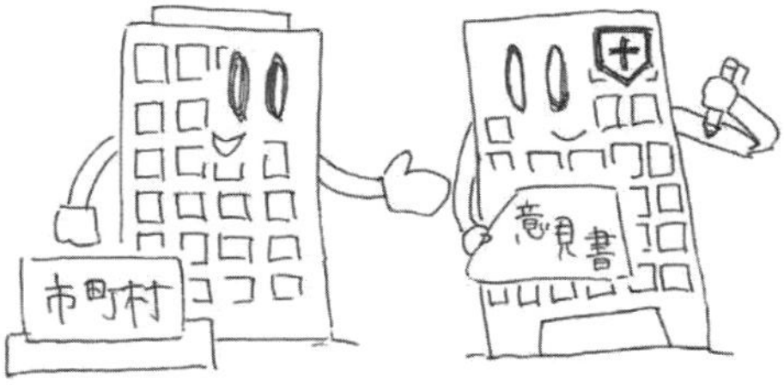

49　入院患者の身体拘束

Q　入院中の患者さんが興奮状態に陥り、ベッドから転落・転倒する危険がある場合に、患者さんの身体を拘束することは許されるのでしょうか。

A　入院患者の身体拘束は安易に許されるものではありません。ただし、患者自身や周囲の人の受傷を防止するなどのために、緊急やむを得ないと認められるような場合には、例外的に身体拘束することも許されます。

1．身体拘束に関する法令など

精神科病院に入院中の患者については、その特性上、一定の要件を満たす場合に身体拘束ができる旨の規定（精神保健及び精神障害者福祉に関する法律第36条）があります。

これを除いて、医療機関における患者の身体拘束の可否、基準などについて一般的に規定した法令などは存在しません。

そこで参考になるのが、介護施設などにおける入居者の身体拘束基準を定めた「身体拘束ゼロへの手引き」（厚生労働省「身体拘束ゼロ作戦推進会議」作成）です。

これによると、身体拘束は、

①切迫性（本人又は他の利用者などの生命又は身体が危険にさらされる可能性が著しく高いこと）

②非代替性（身体拘束、その他の行動制限を行う以外に代替する方法がなく、拘束の方法自体も、本人の状態などに応じて最も制限の少ない方法により行われるものであること）

③一時性（身体拘束などが一時的なもの〔本人の状態などに応じて必要とされる最も短い拘束時間〕であること）

の要件を満たした「緊急やむを得ない場合」にのみ許されると定められています。

2．医療上の身体拘束のあり方

（1）介護・福祉分野での身体的拘束のあり方

前項にて記載したとおり、介護老人保健施設では「介護保険法」に基づいて「介護老人保健施設の人員、施設及び設備並びに運営に関する基準」（厚生労働省令40号平成11年３月31日）によって、「サービスの提供に当たっては、当該入所者などの生命又は身体を保護するため緊急やむを得ない場合を除き、身体的拘束その他入所者等の行動を制限する行為を行ってはならない」とされています。指定介護老人福祉施設にも同様の告示があります。

このように、介護・福祉施設では、身体拘束は原則禁止され、違法であるとされています。

（2）医療における身体拘束のあり方

では、医療における身体拘束と介護・福祉分野での身体拘束を同列に考えてよいのでしょうか。

介護保険法第１条は、介護を必要とする人に対し、「これらの者が尊厳を保持し、その有する能力に応じ自立した日常生活を営むことができるよう」サービスを提供するのが目的であると定められています。このように、介護の目的が、老齢などによって日常生活に何らかの手助けを必要とする人に対する生活の援助にある以上、被援助者の行動を制限し、苦痛を与える身体拘束が原則として違法行為であるとされるのは当然のことであり、法によって禁止されていることもまた当然と考えられます。

一方、医療は、健康の維持回復などの目的で疾病やけがの治療をすることであり、治療の過程において患者に起こり得る危険を防止することは絶対的な要請です。病気やけがを治すために入院治療を受けているのに、かえって生命や身体に被害が生じたのでは何のための入院かということになるからです。

医療の一部である看護は、疾病などの治療途上にある人に対して行われる療養上の世話であって介護ではありません。このような医療の目的に照らせば、治療の目的を達成するために、または、治療の過程で患者の危険を避けるために必要な身体拘束をすることは、医療行為の一部であると言わなければなりません。そうすると、医療における身体拘束は、医療行為として「正当行為」であるといえるか否かという観点から考えるべきであるといえます。

もっとも、身体拘束は、拘束される患者にとっては苦痛であるのみならず、尊厳を踏みにじられる人権侵害となり得る側面も有していますので、医療行為として身体拘束を行う場合であっても、安易に許容されるべきでないことは言うまでもありません。

以上より、介護・福祉施設における身体拘束の３要件は、医療機関における身体拘束の可否を考えるにあたって、参酌されるべき要素であるとはいえますが、医療機関において行われる身体拘束は介護・福祉施設におけるそれと全く同列に考えるべきではないといえます。

３．裁判例

では、裁判例は、どのような要件・要素の下、医療機関における身体拘束の許容性を判断しているのでしょうか。裁判例としては、当直の看護師らが抑制具であるミトンを用いて入院中の患者の両上肢をベッドに拘束した行為が、診療契約上の義務違反ないし不法行為を構成するかが争われた事件があります。この事件において、最高裁判所は、「入院患者の身体を抑制することは、その患者の受傷を防止するなどのために必要やむを得ないと認められる事情がある場合にのみ許容されるべきものである」と判示した上で、患者は、興奮してベッドに起き上がろうとする行動を繰り返しており、患者の興奮状態は一向に収まらなかったこと、患者は当時80歳という高齢で、他病院で４カ月前に転倒して骨折したことがあったほか、10日ほど前にもせん妄の状態で上記と同様の行動を繰り返して転倒したことがあったこと、また、勤務態勢からして、深夜、長時間にわたり、看護師が患者に付きっきりで対応することは困難であったこと、看護師が患者の入眠を確認して速やかにミトンを外したため、拘束時間は約２時間であったことなどの事情の下では、本件抑制行為は、緊急やむを得ず行われた行為であり、診療契約上の義務に違反するものではなく、不法行為法上違法ともいえないと判断しています（最高裁平成22年１月26日判決）。本判決は、身体拘束が許されるか否かにあたって、切迫性、非代替性などの要素を考慮した一例といえます。

このように最高裁の判例は、入院患者の身体の拘束は安易に許容されるべきものではないが、患者などの受傷を防止するなどのためその身体を一時的に抑制する行為が緊急やむを得ないものとして許容される場合があること、その判断にあたり、切迫性、非代替性の有無などの観点から諸事情を総合考慮すべきであるという判断枠組みによっているものと考えられます。

さらに、この判例は、身体拘束について、切迫性、非代替性、一時性などを考慮要素にはしていますが、これらを要件としていません。このことはすでに述べたとおり、介護福祉と医療における目的の相違から、医療上の身体拘束と介護・福祉分野における身体拘束とが別であると考えているものと理解することができます。

では、医療機関において「身体拘束ゼロ」をうたうことに問題はないでしょうか。この点について、上記最高裁判決の後、病院に入院中の患者がベッドから転落し負傷した事件について、病院側に転落防止のための抑制帯使用義務違反及び看護師の監護義務違反があるとして病院の責任が認められた裁判例が出ているのが参考になります（広島高裁岡山支部平成22年12月９日判決）。

この裁判例の事案では、そのまま放置することが危ない人であるにもかかわらず、なぜ身体拘束しなかったのかということが問題になりました。この点に関し、この裁判例では、本当にその人に身体拘束が必要なのかを吟味して、拘束することにより失われる利益よりも得られるメリットのほうが大きいことなどを考慮の上、必要性緊急性があればやはり身体拘束せざるを得ないし、逆に身体拘束を行うことが義務であるということを認めています。

この裁判例によると、一定の場合には、身体拘束をすべき義務が発生することになります。そのため、一概に身体拘束ゼロとすることが正しいとはいえません。

以上のことを踏まえますと、身体拘束については、一概にゼロとすることも違法となり得るし、必要最小限度を超える行為と評価される場合には違法となり得るという、ジレンマを含んだ問題となります。そのため、裁判例などを基に、各事案に沿った形で処理をすることが肝要です。さらに、身体拘束すべきかの判断が難しいという場合には、弁護士に相談することを検討したほうがよいでしょう。

4．まとめ　記録の重要性

以上より、入院患者の身体拘束は、切迫性、非代替性、一時性などの事情を考慮し、患者などの受傷を防止するなどのため、その身体を一時的に抑制する行為が緊急やむを得ないといえる場合にのみ例外的に許されるといえます。

したがって、患者をやむを得ず拘束する場合、切迫性、非代替性、一時性などについて看護記録などに本人の身体の危険性や他の方法では危険を回避できない状況であったこと、本人が落ち着いた段階ですぐに拘束を解いたことなどの具体的な状況を記録として残しておくことが大変重要になります。

（弁護士　上山幸正　鹿児島県弁護士会所属）

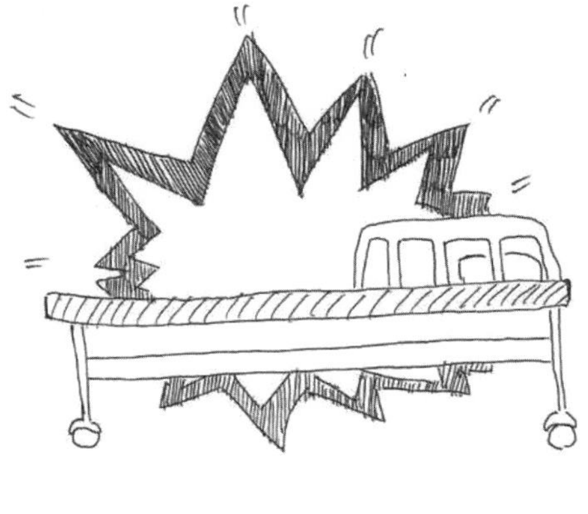

50　メガネ店の屈折検査

Q　メガネ店の医師免許のない店員が視力検査をすることに問題はないのでしょうか。

A　問題がないとは言い切れません。

1　視力検査は、特に患者に触れるようなこともないため、安易に実施しがちです。そのため、メガネ店の医師免許のない店員が行っているのが現状です。

2　視力が低下してきた際に、それが近視、遠視、乱視などの屈折異常が原因と言えれば、メガネなどによって矯正すれば足りることが多いでしょう。

しかし、他の目の病気が屈折異常の陰に隠れていることもないとは言い切れません。そのため、臨床経験が豊富な眼科医による診察を受けなければ、万が一、目に病気があった場合には、治療が手遅れとなって取り返しのつかない状態にある可能性があります。また、成長期には視力が変動しやすいため、メガネによる適切な矯正は簡単ではありません。場合によっては、何度も再調整が必要となる場合もあります。さらに、弱視などの治療の一環としてメガネを装着する場合や、斜視などの場合については、適切なメガネをつくることが困難なこともあります。そうすると、メガネ店の医師免許のない店員が視力検査を行った場合には、本人に合った適切なメガネを作ることができないこともあり得ますし、重大な目の病気を見逃してしまうかもしれません。

3　以上より、メガネ店の医師免許のない店員が視力検査をすることについては、基本的にはよろしくないことが多いのではないかと考えられます。メガネ店の責務は、眼科医の処方箋に基づき、適切なメガネを作ることにあります。したがって、メガネ店としては、眼科医からの処方箋に基づいて、メガネを作ることに専念すべきです。

（弁護士　鈴木孝昭　東京弁護士会所属）

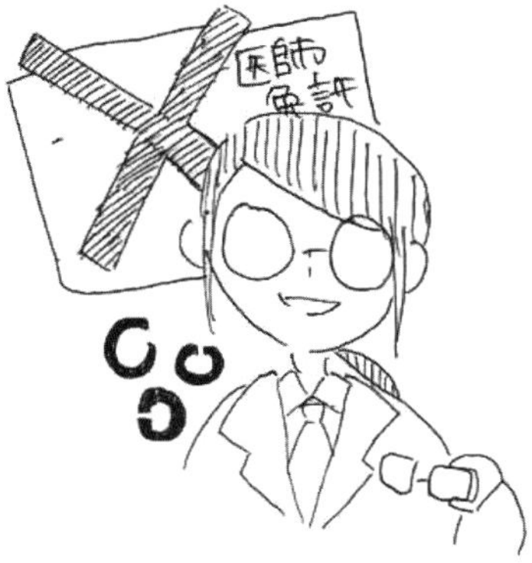

51　交通事故と保険診療（健康保険の使用の可否）

Q　交通事故による傷病の診療について、診療機関は、患者さんが健康保険を使うことを拒むことができるでしょうか。

A　診療機関は、患者が健康保険を使うことを拒むことはできません。

1．医療保険の適用について

交通事故のように第三者から受けた被害は、本来、加害者が治療費を負担すべきものです。そのため、交通事故による傷病の診療については、健康保険が使えないと説明する病院もまれにあるようです。

しかし、第三者の行為による傷病の場合も、医療保険各法（健康保険法、船員保険法、国民健康保険法及び高齢者の医療の確保に関する法律）では、特に保険給付をしないとする規定はありません。

したがって、診療機関は、患者が健康保険を使うことを拒むことはできません。

また、医療機関側で「交通事故には健康保険が使えない」といった誤った説明をしてはなりません。

このような説明を医療機関側がした結果、患者が自由診療の診療報酬を支払った場合には、後に患者から、自由診療とされたことにより余計にかかった費用について返還を求められるリスクがあるからです。

そもそも、健康保険は、被保険者の疾病、負傷、出産または死亡に関して必要な保険給付を行うことを目的とする制度です。この制度目的に照らすと、第三者行為による疾病の場合であっても、保険給付が行われるべき場合があってしかるべきといえます。負傷や死亡の原因が交通事故であったとしても、日常生活上のけがや病気の場合と同様に、健康保険を使用できると考えられています。

2．厚生労働省保健局の通達について

このことは、厚生労働省保険局から全国健康保険協会、健康保険組合、日本医師会、日本歯科医師会、日本薬剤師会などに平成23年８月９日付で「犯罪被害や自動車事故などによる傷病の保険給付の取扱いについて」と題する通達により明らかにされています。

第三者の行為により生じた保険事故について保険給付をしたときは、その給付額の限度で、保険者が保険給付を受けた者が第三者に対して有する損害賠償の請求権を取得します（健康保険法第57条１項）。そのため、健康保険で治療を受けた場合は、患者は保険者に対して「第三者行為による傷病届」を提出することが要求されています。この手続が適切に行われることで、保険者は加害者（若しくは加害者が加入する保険会社）に対し、負担した医療費を求償することができます。

（弁護士　上山幸正　鹿児島県弁護士会所属）

52　虐待が疑われる場合の対処

Q　先日、身体に障害を持つ患者さんが、発熱で当院を受診したのですが、診察の際に上半身に複数の内出血や熱傷痕が認められました。この受傷について患者さんに尋ねたところ、「転倒した」などと、受傷の内容と合致しない不合理な説明を繰り返すばかりです。おそらく、家族などから虐待を受けている可能性が高いのですが、このような場合には、病院としてはどのように対処すればよいのでしょうか。また、当院には、児童や高齢者も来院するのですが、児童や高齢者の場合はどうなりますか。

A　障害者が身体的虐待を受けている疑いがある旨を、市町村（または都道府県）に通報する必要があります。児童や高齢者の場合も同様に通報（通告）義務及び通報に努めなければならないとの規定があります。

1．障害者の場合

まず、障害者の場合ですが、障害者虐待の防止や養護者に対する支援などの施策を促進することで、障害者の権利利益の擁護に資することを目的とした「障害者虐待の防止、障害者の養護者に対する支援等に関する法律（障害者虐待防止法）」が、平成24年10月１日から施行されました。

この法律では、障害者に対して

①身の回りの世話や介助、金銭の管理などを行っている家族・親族・

同居人など（養護者）

②障害者福祉施設などの職員（障害者福祉施設従事者など）

③勤め先の経営者など（使用者）

が行う虐待行為を「障害者虐待」と定め、障害者虐待を受けたと思われる障害者を発見した人は「速やかに、これを市町村（または都道府県）に通報しなければならない」という義務を定めています（第７条１項など）。

この患者のように自宅で養護を受けている場合には、家族・親族・同居人などの養護者からの虐待が疑われますので、病院から市町村または都道府県に通報する必要があります。

なお、この法律の施行に伴い、全国の市町村に市町村障害者虐待防止センターが、都道府県に都道府県障害者権利擁護センターが設置されましたので、具体的にはそのいずれかに通報することになります。

２．児童の場合

次に、児童の場合ですが、「児童虐待の防止等に関する法律（児童虐待防止法）」により、病院その他児童の福祉に業務上関係のある団体や、医師、保健師その他児童の福祉に職務上関係のある者は、児童虐待の早期発見に努めなければならないとされています（第５条１項）。そして、「児童虐待を受けたと思われる児童を発見した者は、速やかに、これを市町村、都道府県の設置する福祉事務所若しくは児童相談所又は児童委員を介して市町村、都道府県の設置する福祉事務所若しくは児童相談所に通告しなければならない」（第６条１項）とされています。ですので、診察の結果児童虐待の疑いが生じた場合には、上記機関に早目に通告をしなければなりません。

3．高齢者の場合

最後に、高齢者の場合には、「高齢者虐待の防止、高齢者の養護者に対する支援等に関する法律（高齢者虐待防止法）」により、養護者及び養介護施設従事者などによる高齢者虐待について、高齢者の福祉に業務上関係のある団体、高齢者の福祉に職務上関係のある者は、高齢者虐待の早期発見に努めなければならないとされています（第５条１項）。そして、養護者、養介護施設従事者などによる高齢者虐待を受けたと思われる高齢者を発見した者は、当該高齢者の生命身体に重大な危険が生じている場合には、速やかな市町村への通報義務が、それ以外の場合には速やかな市町村への通報の努力が定められています（第７条）。

いずれにせよ、設問のような虐待の疑いを持った場合には、速やかに通告、通報することが要求されていますので注意が必要です。

（弁護士　山田直樹　兵庫県弁護士会所属）

Column

里子の診察

1．里親制度とは

親の事故や病気、虐待などの様々な事情により、家庭を失った子どもや家庭環境に恵まれない子どもたちがいます。子どもが健全に育つには、「家庭」に相当する養育環境が必要ですが、日本では、家庭で養育することが難しくなった子どもたちの多くが、乳児院や児童養護施設などの施設で生活しています。そのような子どもたちを、自らの家庭に迎えて愛情とぬくもりをもって養育していくのが里親です。

里親制度は、児童福祉法に基づいて里親登録簿に登録された里親が子どもたちの養育をする制度です。なお、里親制度によって子どもたちを受け入れる側の大人を「里親」といい、里親の元で暮らす子どもたちを「里子」といいます。

2．里子の診察あれこれ

里子は里親の加入する健康保険には入れませんが、児童相談所が「受診券」を発行します。そのため、里子は健康保険の範囲では医療費がかかりません。では、医療機関で里子を診察した場合、窓口事務及びレセプト請求の手続はどうなるのでしょうか。

①窓口での取り扱い

診療報酬点数分の医療費は、里子の「実親の健康保険証」と児童相談所が発行した「受診券」により取り扱われます。児童によっては実親の健康保険証がない場合（無保険）がありますが、保険証なしの場合は全額（保険証ありの場合は自己負担額）が、公費によって負担されます。したがって健康保険証あり・なしのいずれの場合でも、本人の窓口負担はありません。なお、里親家庭で生活している児童は、通称名（里親の苗字）を使用している場合があります。この場合、児童相談所発行の受診券の氏名欄は通称名で記載し、戸籍上の氏名はカッコ内に記載されていますので、診察券などの記載についても通称名とするのが相当です。

②レセプト請求について

・実親の健康保険証を持参した場合

「受診券」に記載の公費負担者番号及び受診児童（者）番号を用いて、公費併用の取扱いとします。請求先は、国保の場合は国民健康保険団体連合会となり、社保の場合は社会保険診療報酬支払基金となります。

・保険証なし（無保険）の場合

全額が公費負担となりますので、「受診券」に記載の公費負担者番号及び受診児童（者）番号を用いて、公費単独の取扱いとします。請求先は社会保険診療報酬支払基金となります。

（弁護士　山田直樹　兵庫県弁護士会所属）

53　里子の難病告知

Q　乳幼児の里子を診察したところ、特異な病気（難病）でした。病名は個人情報だと思うのですが、誰に告知すればよいのでしょうか。

A　里親に告知すべきです。なお、児童が児童福祉施設に入所している場合には、児童福祉施設の長に、一時保護所に一時保護されている場合には、児童相談所長にそれぞれ告知することになります。

児童福祉法において、「全て児童は、児童の権利に関する条約の精神にのっとり、適切に養育されること、その生活を保障されること、愛され、保護されること、その心身の健やかな成長及び発達並びにその自立が図られることその他の福祉を等しく保障される権利を有する」と規定されています（第１条）。

そして、「児童の保護者は、児童を心身ともに健やかに育成することについて第一義的責任を負う」ものとされています（第２条２項）。ここで、「保護者」とは、「児童を現に監護する者」をいい（第６条）、通常は親権を行う者や未成年後見人がこれにあたります。

そして、児童福祉施設の長又は里親は、入所中又は受託中の児童で親権を行う者又は未成年後見人のあるものについても、監護、教育及び懲戒に関し、その児童の福祉のため必要な措置をとることができるとされており（第47条３項）、里親にも、児童福祉施設の長と同様に、親権の一部である監護・教育・懲戒に関して、児童の福祉のため必要な措置を行う権限が与えられています。

よって、里親及び児童福祉施設の長も、児童の「保護者」に含まれることになります。したがって、このケースの場合には、里親に対し、乳幼児が難病であることを告知することになります。また、児童福祉施設に入所している場合には、児童福祉施設の長が児童の保護者ですので、そちらに告知することになります。

なお、児童が緊急保護、行動観察などのために、一時保護所（第33条）による保護を受けている場合には、現に監護する者は児童相談所となるので、児童相談所長に対し告知することになります。

（弁護士　山田直樹　兵庫県弁護士会所属）

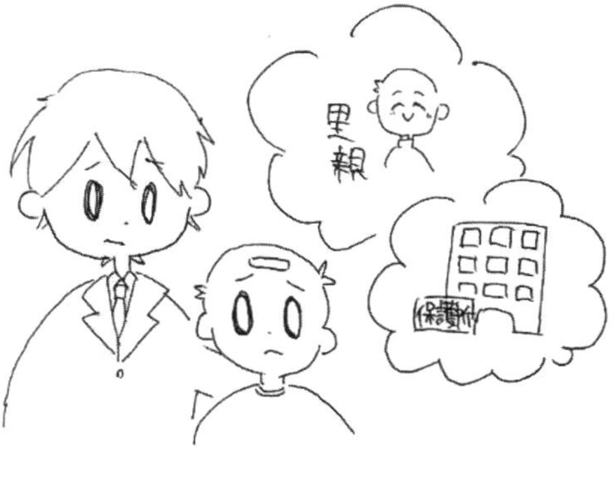

54 引き取り手のない遺体

Q 緊急搬送されてきた患者さんが亡くなりました。親族の連絡先を把握していませんし、そもそもこの方に身寄りがいるかどうかもわからないので、遺体をどうしていいのか悩んでいます。この方の埋葬は誰に連絡すればよいのでしょうか。

A まず警察に連絡し、そのうえで市町村に連絡してください。

通常は、入院する際に容体が悪化した場合に連絡してほしい親族などの連絡先を聞いていたり、身元保証人を立てていたりします。その場合には、その親族宛に連絡をして、遺体を引き取ってもらうことになります。

ところが、緊急搬送されてきて、連絡すべき親族が判明しないような場合もあり得ます。すなわち、患者本人から聞き取りができず、入院歴から親族の連絡先も判明せず、手持ちの物からも緊急連絡先も判明しないような場合です。このようなときは、まず所轄の警察に連絡してください。すると、警察が親族を探すことになります。

しかし、警察でも親族を見つけられないケースもあります。その場合、医療施設が遺体をずっと保管しておくわけにもいきませんし、そもそも全く身寄りのない場合もありますので、引取り手が現れるまでずっと待つということは現実的ではありません。このような身寄りのない人の埋葬については、墓地、埋葬などに関する法律に規定されています。すなわち同法第９条により、身寄りのない方が亡くなった場合には、死亡地の市町村長が葬祭を執り行うことになります。したがって、身寄りのない方が亡くなった場合には、死亡地の市町村に連絡をしていただければ、その市町村において埋葬の対応をしてもらえることになります。

なお、未払の医療費については、身寄りのない方が亡くなった場合、勝手に遺産から回収することはできません。

家庭裁判所に相続財産管理人選任の申立てを行えば、相続財産管理人が選任されることになります。その相続財産管理人に請求することになります。身寄りのない方に相応の遺産がある場合は、相続財産管理人の選任申立を検討してください。

（弁護士　石上晴康　第二東京弁護士会所属）

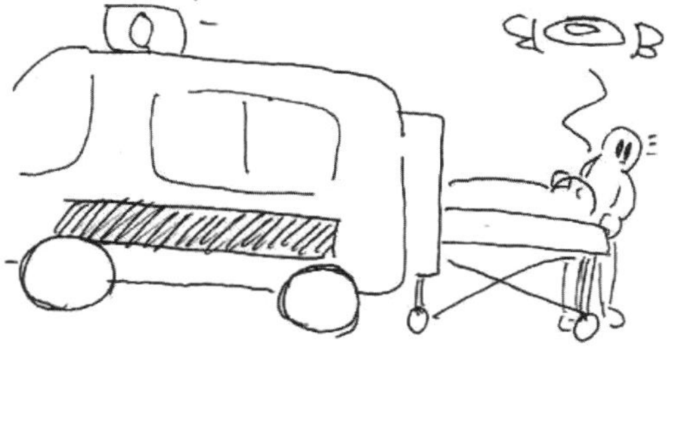

55　成年後見人による認知症患者などの手術許諾

Q　高齢で重度の認知症患者さんに手術を施す必要があります。その患者さんには、後見開始の決定が出ており、成年後見人としてA弁護士が選任されています。この患者さんに手術を行う際、成年後見人であるA弁護士の承諾を得ておけば足りるのでしょうか。

A　このような場合は、成年後見人であるA弁護士による承諾だけでなく、患者本人からの承諾や家族からの承諾を書面で得ておくべきでしょう。

1．成年後見人とは

成人に達した方が加齢など様々な理由により、法律行為の結果が自分にとって有利か不利かを判断できない程度までに判断能力が低下することがあります。

成年後見人とは、そのような場合に財産行為全般について判断能力の低下した本人に代わって法律行為を行う権限を付与される人のことをいいます。

2．成年後見人の承諾権限

成年後見人は、本人の「財産に関する法律行為」について代理権を持っています。たとえば、成年後見人は、判断能力の低下した患者に代わって入院契約や診療契約を病院との間で交わすことができます。病院としては、契約書面上に成年後見人に署名・捺印してもらうことで患者との入院契約や診療契約を有効に成立させることができるのです。

この場合、病院は、成年後見人に対して治療費などを請求することになります。

3．手術などに対する成年後見人の同意権限

これに対し、手術などといった医的侵襲行為について成年後見人に承諾権限があるか否かは明確にされていません。成年後見人に手術などの事実行為について本人に代わって同意する権限はないとの見解も有力です。

医的侵襲行為には、身体損傷に対する危険性の高い行為も含まれており、そのような行為には、いくら判断能力が低下したとはいえ、患者の意思に反して他人が決定できるとのコンセンサスが形成されていないからです。

よって、手術などリスクの高い医的侵襲行為を行う場合には、成年後見人からの承諾のみを得ておけばよいというわけではありません。成年後見人が承諾していたとしても、術後、患者の家族などとトラブルになるリスクがあるからです。

この点、日本医師会生命倫理懇談会「説明と同意についての報告」（1990年1月9日）は、患者本人に説明を受けて同意するだけの判断能力がない場合は、「患者に代わって同意するのに最も適当な近親者、たとえば配偶者、父母、同居の子などに説明をして、本人に代わっての同意を求めることになる」としています。

したがって、病院としては、成年後見人だけでなく患者の家族に対しても治療についての説明を行い、患者の家族からの承諾も得ておくべき

でしょう。さらに、患者の判断能力などの程度によっては患者からの承諾も得ておくほうがより安心です。患者に判断能力が全くない場合、あるいは、患者が意思表示さえできない場合、若しくは、家族からの協力も得られないといった場合などでは、病院としては、成年後見人の承諾をもって患者への治療を進めるしかありません。

どのように判断すべきか迷ったときは、弁護士にご相談ください。

（弁護士　武本夕香子　兵庫県弁護士会所属）

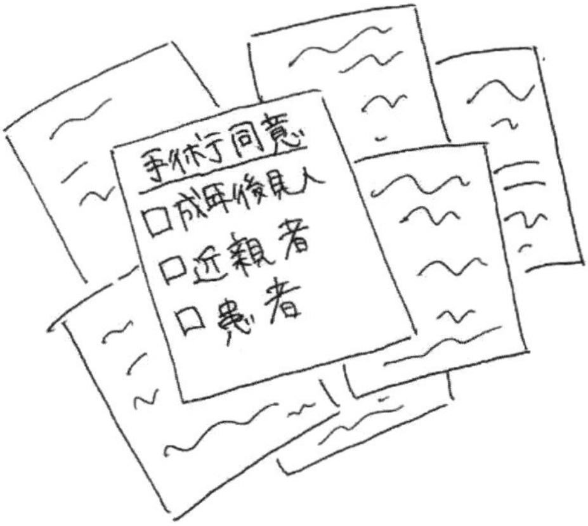

56 保護者の付添いがない小学生への診療の可否

Q 10歳の小学生が、学校で腹痛を訴えて、担任の教師とともに当院を受診しました。診察した結果、できるだけ早く手術を要すると考えられるのですが、それでも両親の同意は必要なのでしょうか。

A 1　緊急性のある手術の場合、同意がなくても手術できます。

2　緊急性のない手術の場合、親権者の同意を得る必要があります。ただし、親権者が不当に手術を拒絶している場合、その拒絶は児童虐待に当たるので、児童相談所に通告して児童福祉法上の緊急措置を利用して治療に当たることになります。

1．手術の同意権者

未成年者には、法律上の同意能力がなく、これは手術の同意についても同様です。そして、未成年者に対する手術を行う際には、親権者の同意を得ることが大原則です。

2．緊急性の高い場合の対処

問題は、緊急性が高く、かつ、親権者の同意が現実的に直ちに得られない場合です。この場合は、手術が許容されると考えられます。この点「医師の職業倫理指針〔第３版〕」（日本医師会）によると、

「患者が判断能力のない未成年者・高齢者・精神障害者の場合、あるいは患者の判断能力に疑問が残る場合には、患者の利益擁護者に対して、病状や治療内容を説明しインフォームドコンセントを取得するべきである。

上記は原則であり、救命救急措置を要し、患者などの同意を得ることが不可能な場合には同意なしに必要な処置を行うことも許される場合もある」

と示しています。念のために、親権者の事後的同意は得ておいたほうがよいでしょう。

3．緊急性が高くない場合で、親権者（の一部）が同意しない場合

緊急性が高くない場合は、原則に戻り、親権者の同意を得てから治療する必要があります。では、緊急性がない場合で、親権者（の一部）が不当に未成年者に対する治療行為を拒否している場合は、どうすればよいでしょうか。

このような場合は、児童虐待のおそれがある場合に該当するので、医師としては、児童虐待の防止に関する法律第６条又は児童福祉法第25条に基づく児童相談所への通告をする必要があります。

通告を受けた児童相談所長は、未成年者に対する治療行為について、親権停止の審判請求（民法第834条の２第１項）や、児童福祉法に基づく緊急措置（同法第33条の２第４項及び第47条第５項）を取ることになります。

医師としては児童相談所への通告をすれば足ります。

（弁護士　向原栄大朗　福岡県弁護士会所属）

診療録提示（閲覧・複写等）の要否一覧

分類			提示要求項目	根拠条文	罰則等・参考事項
法的提示義務のあるもの	公法関係	1	刑事訴訟・犯罪強制捜査での押収・捜索・検証 ａ）令状によるもの ｂ）令状によらないもの	 刑訴法第218条１項 刑訴法第220条１項	医師は守秘義務（刑法第134条１項）により一応拒絶可能（刑訴法第105条）。ただし、本人承諾の場合、押収拒否が被告人のためのみにする権利の濫用と認められる場合（被告人が本人である場合を除く）は、この限りでない。
		2	民事訴訟・裁判所の該当手続きによる提示 ａ）証拠保全 ｂ）裁判所の文書提出命令	 民訴法第234条 民訴法第223条１項	 不提出⇒20万円以下の過料（民訴法第225条１項）
	医療業務関係	3	保健所・医療監視員立入検査	医療法第25条１項	20万円以下の罰金（同法第74条２号）
		4	保健給付疾患疑義立入検査（例、傷病手当金等の疾患）	健保法第60条１項	10万円以下の過料（同法第215条）
		5	【国保給付につき同上】	国保法第114条１項	10万円以下の過料（同法第124条）
		6	保健医療監査（４とは異質のものであり、対象は療養の給付に関するもの）	健保法第78条１項 国保法第45条の２	罰則なし。船員、日雇い、老健、生保等類似規定
		7	生保医療立入検査	生保法第54条１項	30万円以下の罰金（同法第86条１項）
		8	労災給付疾患疑義立入検査（例、休業給付金等の疾患）	労災保険法第49条１項	６ヶ月以下の懲役又は20万円以下の罰金（同法第53条３号）
		9	麻薬中毒医療診療報酬適正調査	麻薬及び向精神薬取締法第58条の16第１項	診療報酬支払差止等（同条２項）
		10	高齢者の医療確保に関する法律医療関係検査	同法第72条１項	なし
		11	同上　医療費等支給関係	同法第61条１項	10万円以下の過料（同法第70条２項）
		12	介護保険法老健施設必要時検査	同法第100条１項	30万円以下の罰金（同法第209条１号、211条）
		13	原爆被爆者援護法診療費審査	同法第16条１項	報酬支払差止・同条２項
		14	同上　医療費支給調査	同法第17条３項	10万円以下の過料（同法第54条）
		15	児童福祉法請求適正調査	同法第21条の３第１項	報酬支払差止・同条２項
任意提示	公法関係	16	裁判所からの文書送付嘱託	民訴法第226条	任意であり個別に判断して応じたらよい。
		17	警察からの任意捜査での照会	刑訴法第197条２項	同上
		18	弁護士会を通じての照会	弁護士法第23条の２第２項	同上
	患者側からの請求	19 20 21	患者本人からの診療記録開示請求 法定代理人（親権者）等からの診療記録開示請求 遺族（法定相続人）からの診療記録開示請求 ※次の場合は診療記録の一部または全部の開示を拒むことができる。 ①開示によって病状悪化等本人の利益を著しく損なう恐れがある場合 ②第三者に不利益を及ぼす恐れのある場合 ③診療記録の開示を不適当とする相当な理由がある場合		診療記録（カルテ・看護記録等）の開示については、個人情報第28条１項２項

『医事紛争実務ハンドブック』（金芳堂、2004年）の表を参考に作成

第2部

経営編

雇用問題

57 リストラにおける注意点

Q 当院では最近経営状態が悪く、業務量の縮小により人員が過剰となって、人件費の負担が厳しい状態です。開院時からの事務長が高齢になり退職を勧めていますが、本人に辞める意思はありません。無理に辞めさせると、トラブルになるのではないかと不安です。

A できるだけ退職勧奨による自主退職を試みるべきですが、一定の条件のもとに解雇が可能です。

従業員が会社（病院）を辞める場合には、「定年退職」「自己都合退職」「会社都合退職」「解雇」などのかたちがあります。定年退職の場合は、従業員本人の気持ちに関係なく、社内のきまりや就業規則などで定めた年齢に達した時点で労働契約が自動的に終わる（辞めてもらう）ことになります。もともと規則で決まっているから、問題は起きにくいでしょう。

ところが定年まで待てない、と思われる場合は、雇い主から従業員に対して退職を勧めるなどして、従業員から自主的に退職をしてもらう方法が一番問題が少ないと思われます。

自主的に退職してもらえる場合には、自己（従業員）都合での退職か、会社（病院側）都合での退職となります。雇用保険受給などの点では、会社都合の退職にするほうが従業員には有利なので、従業員のために会社都合の退職にしてあげてもいいでしょう。ところが、本人に辞める気持ちが全くないときには、従業員は自主的に辞めませんから、「自己都合退職」「会社都合退職」などの手段はとれません。このような場合、雇い主において強制的に従業員を辞めさせる「解雇」という手段が取れないかが問題となります。解雇とは、従業員の気持ちに関係なく、雇い主から一方的に辞めさせることです。もちろん犯罪を犯した従業員を懲戒解雇することはあり得ますが、そのような事情もないのに雇い主が自由に解雇できるとなると、従業員としてはいつ解雇されるかわからず、生活がとても不安定になって困ります。

そこで法律は、通常弱い立場にある従業員を守るために、雇い主が自由に解雇をすることを許していません。労働契約法には「解雇は、客観的に合理的な理由を欠き、社会通念上相当であると認められない場合は、その権利を濫用したものとして、無効とする」と定められています（労働契約法第16条）。

ただし、経営状況がどんなに悪化しても従業員を減らすことができないとすれば、会社（病院）はとても困ります。そこで、経営状況から見て、従業員が多すぎるなど人員整理の必要がある場合には、「整理解雇」を認める必要もあります。しかし、もう一方で従業員の生活も考えなくてはなりません。そこで、裁判所は、概ね以下の４要件を満たせば、合理的理由があり、社会通念上も相当であるので解雇が許されると述べています。

①経営状態などから見て人員整理をしなくてはならない状況にあるこ

と

②解雇を避けるため、できるだけの努力を尽くしてきたこと

③解雇される者を、客観的に見て合理的・公平な基準で選んだこと

④従業員などに対して事前に説明し、納得を得られるよう誠実に話合いを行ったこと

どのような場合に合理的理由があり、社会通念上相当な解雇といえるのかは、それぞれの事情を総合して判断することになるので、トラブルが起きやすい場面といえます。医療機関として、整理解雇を検討する際には、まずは弁護士にご相談されるのがよいでしょう。

（弁護士　山田直樹　兵庫県弁護士会所属）

58 問題職員の処分

Q 当院の事務スタッフは、無断欠勤が多く、出勤してきても勤務中に職場のパソコンで私用メールをしたり、部署を抜け出して私用電話を繰り返しています。また、身だしなみも整えておらず、注意をしても口答えをするばかりで直そうとしません。このようなスタッフに退職してもらうには、どのようにすればよいのでしょうか。

A 就業規則に定められた、注意・警告さらには解雇以外の懲戒処分などの段階を踏んでいき、それでも改善が見込まれない場合には、懲戒解雇が可能です。

無断欠勤があると、予定されていた業務に支障が出ることは明らかです。労働契約は、労働者が労働力を提供し雇用主がそれに対して賃金を支払う契約ですから、無断欠勤は労働契約における労働者側の債務の不履行になります。

しかしながら、債務不履行がある場合であっても、病院は労働者を自由に解雇できるとは限りません。法律上は、解雇することが著しく不合理であり、社会通念上相当なものとして是認することができないときには解雇権濫用として解雇が無効になる、という考え方があり（労働契約法第16条）、解雇が有効となるためには、その合理性、相当性が満たされる必要があるからです。

そこで、解雇に先立ち、就労上の問題行為がある都度、就業規則に従って書面で注意を与え、始末書を徴求する、繰り返しがある場合には、さらに書面で警告を与えるなどの対策を取っていきます。

そのうえで、改善が認められない場合には、就業規則上の解雇以外の懲戒処分（譴責、減給、出勤停止など）をします。これも、軽度の処分から段階を追って重度の処分を重ねていきます。これと並行して、自主的な退職の勧奨をすることも有効です。

このような段階を経た上で、なお改善の見込みがない場合には、懲戒解雇をすることとなります。

段階を踏んで解雇手続をとらなかったばかりに、従業員から解雇の有効性を争われることはしばしばあります。このような問題がある場合には、弁護士の助言を受けながら段階的な処理をすることをお勧めします。

（弁護士　山田直樹　兵庫県弁護士会所属）

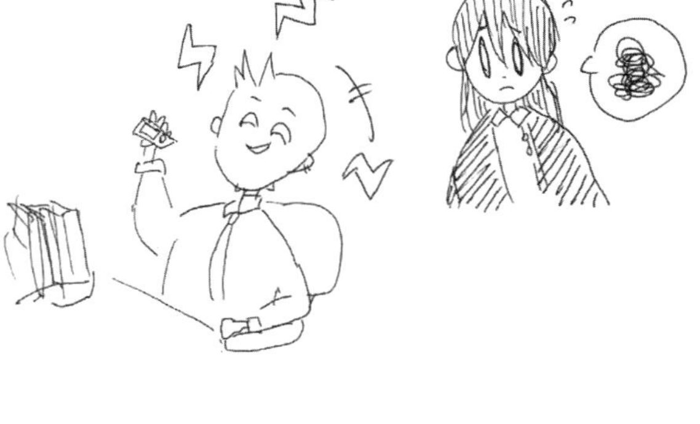

59 セクハラ・パワハラ防止

Q 病院内部で看護師や事務職員に対するセクハラ・パワハラ対策を行おうと思います。どのようなことに気をつければいいですか。

A どのような場合がセクハラ・パワハラにあたるのかについて院内で研修などを行い周知する方法が考えられます。また、従業員からの相談を受けて適切に対応する体制を設けるとよいでしょう。

1．セクハラに該当する言動とは

いわゆる男女雇用機会均等法第11条は、事業主が、職場において行われる性的な言動に対するその雇用する労働者の対応により当該労働者がその労働条件につき不利益を受けたり、または当該性的な言動により当該労働者の就業環境が害されたりすることのないよう、雇用管理上必要な措置を講じなければならないと定めています。

この規定からわかるように、セクハラには、①職場において行われる性的な言動に対する労働者の対応により当該労働者がその労働条件につき不利益を受けるもの（対価型といわれます）と、②性的な言動により当該労働者の就業環境が害される場合（環境型といわれます）の二つの類型があります。

2．パワハラに該当する言動とは

力関係を背景に、業務上適正な範囲を超えて精神的身体的苦痛を与え又は職場環境を悪化させる行為をいいます。厚生労働省ワーキンググループが挙げる行為類型として、

①身体的攻撃（暴行・脅迫）

②精神的攻撃（脅迫・暴言）

③人間関係からの切り離し（隔離・仲間外し・無視）

④過大な要求（業務上明らかに不要なことや遂行不可能なことの強制、仕事の妨害）

⑤過小な要求（業務上の合理性なく、能力や経験とかけ離れた程度の低い仕事を命じることや仕事を与えないこと）

⑥個の侵害（私的なことに過度に立ち入ること）

があります。

3．セクハラ・パワハラにおける損害賠償責任の実情

（1）セクハラにおける損害賠償責任

セクハラが不法行為と判断されれば、それによって被った損害について賠償責任が生じます。

問題はどのような場合に不法行為となるかですが、その行為が違法と評価されるかです。

たとえば、名古屋高裁金沢支部平成８年10月30日判決においては、上司が部下に対し、その地位を利用して部下の意に反する性的言動に出た場合、これがすべて違法と評価されるのではなく、行為の態様、行為の反復継続性、行為者及び被害者の職務上の地位、加害者と被害者のそれまでの関係、当該行為が行われた場所、被害者の対応などを総合的にみて、それが社会的見地から不相当とされる程度なら、違法となるという

べきとしています。

（2）パワハラにおける損害賠償責任

パワハラとされる行為は上記2.のとおりですが、そのうち、社会通念上許容される相当な限度を超えた行為は違法と評価され、不法行為となります。そして、違法なパワハラにより退職せざるを得なくなった、精神疾患に罹患した、自殺したといった場合に、不法行為に基づく損害賠償責任が発生します。

4．予防策

大きくは、

①セクハラ・パワハラ禁止を就業規則などに記載してこれを従業員などに周知させる

②研修を開く

③相談窓口を設ける

などといった方法が考えられます。こうした予防策を弁護士と協議しながら実行するとよいでしょう。

違法なセクハラやパワハラが業務時間中や業務に関連した中で行われ、病院がこうした予防策を怠っていた場合、使用者としての損害賠償責任を負うことがあり得ますから注意が必要です。

なお、厚生労働省ホームページには、セクハラに関して「事業主の皆さん　職場のセクシュアルハラスメント対策はあなたの義務です！」という資料が、また、パワハラに関しては「職場のパワーハラスメント対策ハンドブック」という資料が公開されておりますので、ご参考にしてください。

（弁護士　向原栄大朗　福岡県弁護士会所属）

60 院長という名称の使用

Q 医師でないものが、院長を名乗ることはできるのでしょうか。

A 医師でないものが、「院長」を名乗ることは避けるべきです。

医師でないものが「院長」を名乗ることを明確に禁止している法律はありません。しかし、「院長」という言葉は、端的に病院または診療所の管理者を連想させる言葉といえます。そして、医療法第10条１項は、医業をなす病院または診療所の管理者について、臨床研修等修了医師しか就任できないと定めています。また、歯科医業をなす病院または診療所の管理者についても、臨床研修等修了歯科医師しか就任できません。

さらに医師法第18条は、医師でない者に対し、医師又はこれに紛らわしい名称の使用を禁止しており、罰則の規定も定めています。これらのことからすると、医師でないものが「院長」を名乗ることは避けるべきです。

なお、医療法第12条１項は、病院又は診療所の開設者が、病院又は診療所の管理者となることができる者である場合には、原則として、自ら管理することを求めていますが、例外的に都道府県知事の許可を受ければ、他の者に管理させることができると規定しています。つまり、病院又は診療所の管理者は医師である必要がありますが、病院又は診療所の開設者は、必ずしも医師である必要はないということです。

なお医療法人の理事長も、必ずしも医師である必要はありません。

（弁護士　牧野　聡　京都弁護士会所属）

Column

従業員の横領への対処

ある医院の従業員の横領について相談を受けたことがあります。

院長は、経理を担当させていた従業員を完全に信頼していたため、税理士からどこかおかしいと指摘を受けて、初めて異常な経理状態を知ったとのことでした。

その従業員の手口は、レセプトコンピューター（以下「レセコン」といいます）に表示される顧客から受け取るべき金銭を窓口では受領しておきながら、医院の収支報告用レジスターにおいては、レセコンに表示された金額よりも低い数字を打ち込んで報告することにより、その差額を医院に入金せずに着服していたというものでした。

しかし、手口は単純でも、医院の収支報告用レジスターだけを見ているとレジスターの表示と入金された金銭は一致しているため、レセコンの履歴と照合しないと発覚がしにくかったようで、現実に顧問税理士も５年以上経過してようやく異常に気付いたというものでした。

この件の相談を受けた私は、従業員に対していきなり横領の疑いだけを突きつけても、言い逃れされるおそれがあることから、まずは詳細な客観的証拠を集めること、それと並行して現実の犯行現場を映像で押さえることを院長にお願いしました。

その後の病院側の調査によると、まず、その従業員が出勤してレジスターを担当している日にだけ入金異常が発生していることが判りました。そして、プライバシーに十分配慮して事務室に監視カメラを設置したところ、従業員による横領行為が複数回にわたり撮影できました。

このような証拠をつかんだ上で、弁護士同席の下で従業員を会議室に呼び出し、穏やかに話をしたところ、本人は当初横領行為を否定しました。しかし、監視カメラの映像や、その従業員が出勤してレジスターを担当しているときにのみ異常が生じているなどの調査事実を示すと、最後には全ての横領行為を認めました。

なお、この話合いについては、後になって、従業員からの「院長や弁護士に脅迫されて横領行為を認めさせられた」とか「私は横領行為を認めたとは言っていない」などという言い逃れを許さないために、一部始終を録画をした状態で行いました。

次の問題は、その後、どう対処するかです。

その医院は田舎にあり、もし刑事事件になったことが公になると医院にも近隣の風評被害があり得ることや、従業員の親族への影響が大きいと考えられたこと、そして院長が優しい人であったことから、着服した金額の弁償さえしてもらえれば刑事告訴しないとの方針をとることになりました。

ところが、弁償をしてもらうにしても、数年にわたる横領は相当な金額になっていたうえに、従業員にも蓄えがありません。

そこで、弁償を確実にするための方法として、まず従業員の親に連帯保証人になっていただくお願いをしました。また、親名義の不動産もあったので、それを担保に取る方法もありました。しかしながら、院長の人柄から、本件ではそこまで要求をせず、従業員の親との間で、弁償が終わるまでは、不動産の名義を他人に変更したり、不動産に担保権の設定をしないという覚書を交わすことにとどめました。

ここでも、後になって「院長や弁護士に脅迫されて保証人になった」とか「契約書の中身の意味や保証の意味がわからなかったが弁護士に言われて仕方なく作った」という言い訳をされないために、丁寧に契約書内容を説明し、理解を確認する過程も含めて、全ての作成過程を録画しました。

実際に後になって、従業員の兄弟から弁護士を通じて、「親の連帯保証を外して欲しい、親は高齢でもあり契約の作成過程に疑義がある」との主張がなされましたが、当方が、連帯保証について従業員の親が了解していたこと、連帯保証契約の作成過程を全て録画して保存していることを伝えると、その主張は収まりました。

詳細までは書けませんが、従業員の横領行為ひとつについても、解決に至るまでには相当の注意深さが必要になります。もし従業員の横領行為の疑いが生じた場合は弁護士に相談して、慎重に対応されることが解決への近道です。

（弁護士　坂野真一　大阪弁護士会所属）

61　病院長を解任できるのは誰か

Q　私の勤めている病院（医療法人社団）の病院長の経営方針がひどすぎて、職員一同から評判が悪く、職員が皆辞めてしまいます。できれば病院長を辞めさせたいのですが、誰が解任することができるのでしょうか。

A　医療法人社団の理事会の議決によって解任することができます。

病院長とは、法律上誰とするのか定まっておりませんが、社会通念上、医療法上の「管理者」であるとされています。したがって、「院長」というのは、多くの場合は、医療法上の「管理者」であると考えられます。

そして、医療法には「管理者」の任免の規定はありません。管理者を原則理事に選任すること（同法第46条の５第６項）、その理事は、管理者の職を退いた場合には、理事の職を失うこと（同条第７項）などについて規定されているだけです。「管理者」の任免については、法律上の規定は設けられていませんので、自由に解任できるようにも思われます。

しかし、厚生労働省の「医療法人運営管理指導要綱」の「Ⅲ－１（１）任免関係」によると、「病院、診療所等の管理者の任免に当たっては、理事会の議決等正当な手続を経ていること」と明記されております。この要綱には法的に拘束力はありませんが、実務上、解任をする場合には、要綱に従わなければ受け付けてもらえないと思われます。

したがって、この要綱どおり、病院長の解任は、理事会の議決によって行うべきでしょう。　　　　（弁護士　石上晴康　第二東京弁護士会所属）

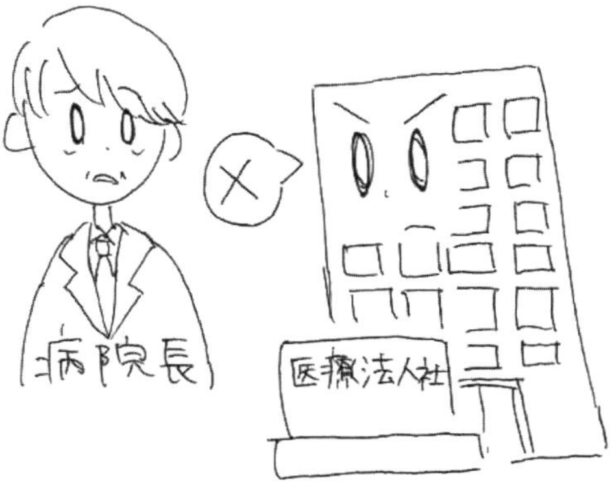

62 勤務医の退職制限の可否

Q 従業員を確保するため、契約で一定期間辞めないよう強制することは可能なのでしょうか。

A 医師、歯科医師については、可能な場合もあります。その他のスタッフに関しては、難しいと考えられます。

1 これは、よくある質問です。病院で海外留学費用などを負担した場合などにおいては、一定期間の退職制限を課すことができる場合もあり得ます。実際、自治医大や防衛医大では、卒業後に、指定の病院などで働くことを義務付けられることは有名な話です。これは、大学が学費や在学中の給与を負担した場合に、一定期間の退職制限を課すことに合意するというものであり、大学が費用負担することで、学生が利益を受けることが前提として課される義務と考えられます。

ただし、この場合であっても、一定期間の退職を禁止するという内容の合意までは、従業員の退職の自由（職業選択の自由）を制限するものであり、裁判になれば無効と判断される可能性が高いのではないでしょうか。

2 このような例を見ると、病院で海外留学費用を負担した場合や、院外での研修期間中に給与などを負担していた場合など特殊な事情がある場合には、一定期間の退職制限の合意も有効と判断される場合があると考えられます。

ただ、退職制限の合意を内容とする契約をする場合には、適切な契約書の締結が必要です。後々のトラブルを防止するためには、よくある簡単な契約書では意味がありません。トラブルを防止したいのであれば、弁護士が契約交渉手続に関与して、合意内容について法律的な裏付けのある契約書を作成しておくことが必須であるといえます。

場合によっては、公正証書という形で証拠を残すことも一考すべきでしょう。

（弁護士　鈴木孝昭　東京弁護士会所属）

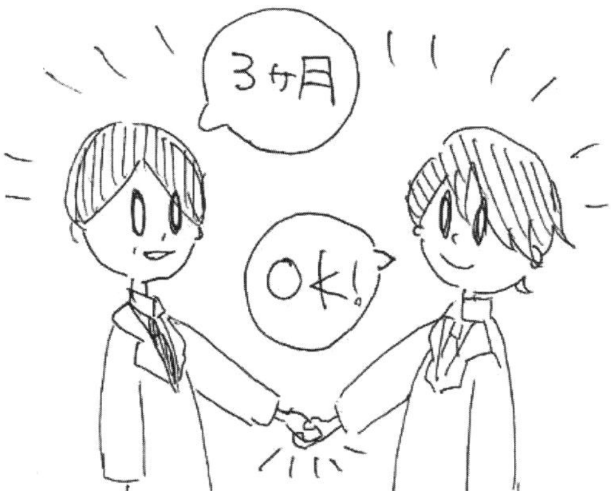

63　訪問介護サービス従事者の就業場所

Q　訪問介護サービスを開始しようと考えております。このサービスのために雇用した者は、訪問介護サービスを利用する複数のお宅の間を直接移動することになるかと思いますが、このような場合、その者の就業場所はどこになるのでしょうか。また、移動時間は労働時間に当たるのでしょうか。

A　就業場所は、介護サービス利用者先となります。また、移動時間も労働時間に当たります。

労働基準法第15条は、労働者を雇用するに際し、使用者に対して、労働者へ労働条件を明示することを求めています。そして、明示しなければならない労働条件の一つに就業場所があります。

通常の病院や診療所に勤務する場合であれば、その病院や診療所を就業場所として記載すれば足りますが、訪問介護サービスのように、利用者のお宅からお宅へ移動するような就業形態ですと、必ずしも特定の場所で勤務をするということにはなりません。また、利用者も変動することがありますから、この点においても就業場所が一定する訳ではありません。

そのため、このような場合の就業場所の記載方法としては、単に「介護サービス利用者先」というような記載で足りると解されます。

次に訪問介護サービスの担当者の労働時間の問題です。

労働基準法第32条は、労働者の労働時間について、1日8時間、1週40時間（場合によっては44時間）という上限を定めており、原則としてこの時間を超えて働かせることができません。これを法定時間といいます。そこで、訪問介護サービスの担当者の移動時間が労働時間に含まれるか否かは、使用者にとっては重要な問題です。

実は、労働基準法などの法令には、この移動時間の取扱いについて規定はありませんが、始業前・終業後の移動時間は、原則として労働時間には含まれず、他方、労働時間の途中の移動時間はこれに含めて考えるのが一般的です。なお、就業場所が通勤距離を著しく超えた場所にあるような場合については、通勤時間を控除した残りの時間については労働時間に含めて考えるべきでしょう。（弁護士　牧野　聡　京都弁護士会所属）

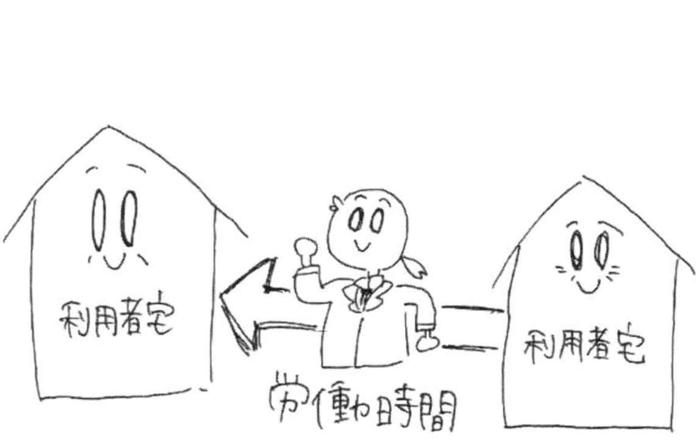

64 時間外労働における注意点

Q

当院では内科診療をしておりますが、例年11月から３月にかけて、風邪やインフルエンザなどの患者さんの来院が多く、その期間は看護師や医療スタッフが定時で終業することが困難な状況です。労務管理において、どのようなことに注意をすればいいでしょうか。

A

労働基準法第36条に基づく労使協定（いわゆる「36協定」）を締結し、労働基準監督署に届け出たうえで、従業員には法定の限度内での時間外労働に従事してもらうように注意すべきです。

１．36（サブロク）協定

労働基準法は労働時間・休日について、１日８時間、１週40時間（第32条）及び週１回の休日の原則（第35条）を定めています。つまり、原則として労働者の労働時間はこれを超えることはできません。これに対して、同法第36条は労使協定をし、行政官庁に届け出た場合においては、（第32条、第35条の規定にかかわらず）、その協定に定めるところによって労働時間を延長し、又は休日に労働させることができるとして、残業や休日労働を行う場合の手続を定めています。この労使協定は、労働基準法第36条に規定されていることから、「36（サブロク）協定」と呼ばれています。

36協定が締結され、所定の届出がなされると、時間外労働に従事してもらうことが可能になります。ただし、これには、１カ月の場合は45時間（１年単位の変形労働時間制の場合は42時間）、１年の場合は360時間（１年単位の変形労働時間制の場合は320時間）という限度があります。したがって、36協定があったとしても、その限度を超えて労働させることはできません。

２．特別条項

ところが、このケースのように、繁忙期には、限度時間に収まらないことも、往々にして考えられます。その場合には、36協定を締結する際に、「特別条項」というものを付して協定を締結することができます。

「特別条項」というものは、「臨時的に、限度時間を超えて時間外労働を行わなければならない特別の事情が予想される場合、従来の限度時間を超える一定の時間を延長時間とすることができる」というものです。

特別条項というのは、その名の示すとおり、従来の限度時間を超えることが恒常的ではなく、一時的・突発的なものであるというような、特別の事情がある場合に限られます。

したがって、どんなときでも限度時間を超えて時間外労働をさせることができるというような協定は締結することはできません。そのため、限度時間を超える場合の上限回数についても、「１年の半分を超えないこと」という制限がなされています。

つまり、１年の半分を超えないという意味は、36協定の有効期間が、１年間（１カ月の限度時間×12回）として協定することがほとんどですので、１年間の半分（６回）までが、従来の限度時間を超える回数の上限であることを意味しています。

このケースでは、36協定において繁忙期である11月から３月までの間について、「12カ月○○時間につき時間外労働ができる」旨の特別条項を定めておけば、それが１カ月45時間を超えるものであっても有効です。

なお、36協定を締結していない状態での時間外労働や、特別条項を超えるような時間外労働をさせた場合には、雇用主として処罰を受けることもありますので注意が必要です。

時間外労働などの労務管理については、労働者の権利意識の高まりもあって、法定の手続をとり、きちんと把握しておかないと、後日労使間のトラブルになりやすい項目です。詳しいことは、弁護士に相談されることをお勧めします。（弁護士　山田直樹　兵庫県弁護士会所属）

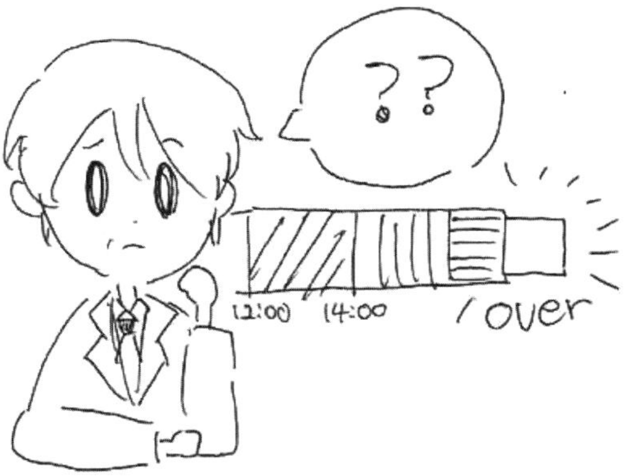

65 ボランティアで休職した勤務医の給与

Q 部下の医師が3カ月間震災ボランティアに行きました。その間の給与や社会保険料などを支払わないといけないのでしょうか。

A 震災ボランティアが医療機関の指示による場合には、その期間の給与を支払い、社会保険料の事業主負担部分も支払う必要があります。ボランティアがその医師個人の判断による場合には、給与を支給する必要がなく社会保険料の負担のみで足ります。

医師と医療機関とは労働契約を締結していますが、労働契約には「ノーワーク・ノーペイの原則」というものがあります。この原則は、「仕事をしなければ賃金を支払う必要がない」ということです。

「労働契約」は、労働者が使用者に使用されて労働し、使用者がこれに対して賃金を支払うことについて、労働者と使用者が合意することによって成立する契約です（労働契約法第6条）。

すなわち、労働契約を締結した場合（医療機関が医師を雇い入れた場合）には、医師は医療機関に労務の提供（診察など）をする義務がありますし、医療機関は医師の労働に対して賃金を支払う義務があります。

医療機関が震災ボランティアとしてその医師を被災地に派遣した場合、医師の活動は医療機関に命じられて行う労働となりますので、その期間の給与が発生します。

これに対し、医師が自らの判断で震災ボランティアを行った場合には、医師は医療機関に対し労務の提供をしていないので、給与を支払う必要がありません。

社会保険料については、事業主負担部分は法律上事業主が直接負担する義務なので、医師を雇用している限りは、給与の支払の有無にかかわらず支払わねばなりません。労働者の負担部分については、実務上はいったん事業主が立替えて支払い、後日支給される給与において清算する運用が多いようですが、あらかじめ就業規則や給与規程で休職中の保険料の取扱いを明記しておくほうが賢明です。

（弁護士　山田直樹　兵庫県弁護士会所属）

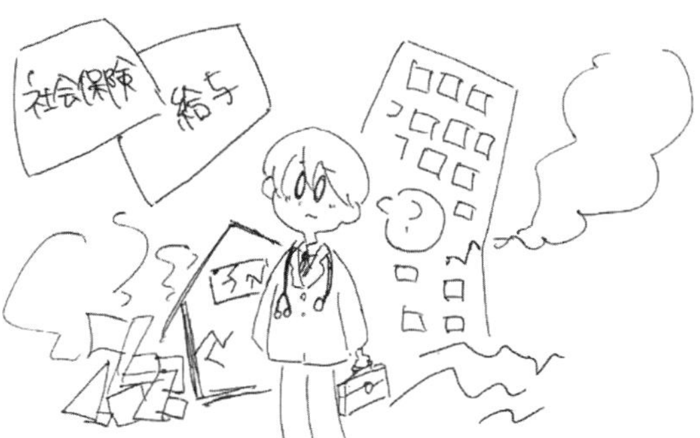

66　労災に関する問題

Q うちの病院の勤務医が通勤途中の居眠り事故で死亡しました。遺族から、事故の原因について、病院での勤務が過重であり、疲労が重なったことによるものだとして損害賠償請求を受けています。このような場合、病院には賠償責任があるのでしょうか。

A 病院での過重労働が事実であって、事故死との間に相当因果関係が認められる場合には、賠償責任が発生することがあります。

1．過重業務の判断基準

過重業務の有無を判断する場合、過労死や過労自殺に関する厚生労働省労働基準局通達が参考になります。そして、この通達を参考として、労働の量や労働の質も考慮して労働の過重性（身体的負荷・心理的負荷）の大小、程度及び当該疾患の発症との時間的関連の程度などを考慮して業務起因性（相当因果関係）の有無が判断されることになります。

本件の場合、勤務医が従事していた業務の質として身体的負荷の高い業務に従事していたか否か、そして、業務の量（時間外労働時間や出退勤時刻による拘束時間）を考慮した業務の過重性の程度の評価について、過労死の認定基準を参考として、事故の発生との時間的関連を考慮した期間における勤務医の労働状況を認定評価することになります。

2．過重業務と事故死との間の因果関係

仮に、勤務医が過重業務に携わっていたと認定される場合ですが、事故の発生が時間的に近いほど、過重労働が勤務医の心身の健康や睡眠の状態に与える影響が強いことになります。

そして、過労運転の場合には、正常な運転が困難であるとも言えます。

本件の場合、居眠り事故ということですが、事故の態様や発生状況を踏まえて、過重業務と時間的に近接しているところで事故が発生していれば、過重業務と事故死との間に因果関係は認められることになります。

3．安全配慮義務違反

雇い主は、雇用した従業員に対し安全配慮義務を負っていると考えられます。つまり、雇用した従業員に従事させる業務を定めてこれを管理するに際し、業務の遂行に伴う疲労や心理的負荷などが過度に蓄積して従業員の心身の健康を損なうことがないよう注意する義務を負っているのです。

そして、雇い主がこの安全配慮義務に違反した結果、事故が発生して、従業員が死傷した場合、雇い主は従業員が死傷した結果について損害賠償責任を負うことになります。

本件の場合、病院は勤務医に従事させる業務やそのための通勤の方法などの業務遂行の内容及び態度などを定めてこれを指揮管理するに当たり勤務医の業務の負担を軽減させるための措置を講じたり、適切な通勤の方法などを指示するなどして、勤務医が過度の疲労状態や顕著な睡眠不足の状態に陥り、心身の健康を害したり、生命・身体を害する事故が生じることを回避すべき義務を負っていたと言えますから、それにもかかわらず過重な業務に携わらせ、通勤に自家用車の使用を容認していたということであれば、勤務医が事故によって被った損害について損害賠償責任を負うことになります。　（弁護士　牧野　聡　京都弁護士会所属）

診療報酬

67　未収金の予防と回収（入院保証金の上限）

Q　患者さんが診療費・入院費の一部負担金を支払ってくれない場合、どのように対処すればよいでしょうか。また、このような未収金をあらかじめ予防する手段としてどのような方法が考えられますか。

A　患者が診療費・入院費を支払わない場合、医療機関自身による督促、法的手続によって一部負担金の未収金を回収することになります。未収金発生の予防策としては、患者とのコミュニケーションを通じて未収金が発生しないよう注意を促すこと、連帯保証人を確保することのほか、入院保証金を預かる方法、クレジットカード決済の利用などが考えられます。

1．未収金の回収方法

（1）医療機関自身による督促

医療機関自身による督促としては、口頭や電話による督促、書面による督促、訪問による督促が考えられます。書面による場合は、任意の支払を促す心理的効果が期待できるという点で、弁護士の名前で郵便を送ることや配達証明付内容証明郵便の利用が有効でしょう。

(2) 裁判手続の利用

訴訟などの裁判手続を利用し、強制執行により未収金を回収することになります。通常の訴訟のほか、支払督促や少額訴訟の利用が考えられます。これらの手続は専門家である弁護士に相談することをお勧めします。

(3) 保険者徴収制度

医療機関が未収金を回収できなかった場合、保険者が未収金を徴収する制度があります（国民健康保険法第42条2項など)。もっとも、この制度は、一部負担金の額が60万円を超えることが要求されていること、また、要件を満たしても保険者徴収が実行されない場合もあることなどから、実務上あまり機能していないのが実情です。

2．未収金発生の予防方法――入院保証金・クレジットカード決済

(1) 入院保証金とは何か

入院保証金とは、患者が入院した場合に医療機関に対して負担することのあると思われる入院料、診療報酬、差額ベッド代、債務不履行による損害賠償債務などの債務を担保するために、入院するにあたって、患者から医療機関に対して交付される金銭のことをいいます。患者が債務を履行しないときに、入院保証金を当該債務の弁済に充当することで、債権の回収を図ることができます。

(2) 入院保証金に関する規制

入院保証金について、法律上直接規制しているものはありません。しかし、厚生労働省の通知により、入院保証金を預かる場合には、十分な情報を提供することや金額、精算方法などを明示した上で、同意書などを取得するなど適正な手続が必要です。また、入院保証金の金額につい

て、直接制限する法律などはありません。もっとも、極めて高額の入院保証金を要求した場合、公序良俗違反（民法第90条）として、無効とされる可能性がありますので注意が必要です。

（3）クレジットカード決済の利用

最近は、若干の初期投資が必要であること、手数料の負担が発生することを考慮したうえで、クレジットカード決済を導入して未収金発生のリスク自体を避けるケースもあるようです。

（弁護士　上山幸正　鹿児島県弁護士会所属）

68　診療報酬の不正請求と処分

Q　ある病院で、実際には施《ほどこ》していない治療を実施したと偽ったり、診療報酬を水増しするなどして不正請求したという噂を聞きました。もし仮にそのような不正請求が発覚した場合、どのような処分がなされるのでしょうか。

A

1　詐欺罪などによる刑事告発がなされることがあります。

2　保険医療機関の指定取消しと保険医登録の取消処分が行われることがあります。

3　医道審議会により医業停止や医師免許取消しといった処分が行われることがあります。

1．詐欺罪（刑法第246条）による刑事告発

いうまでもなく、詐欺罪などによる刑事告発がなされることがあります。詐欺罪の法定刑は、10年以下の懲役と定められており、得た収益が没収または追徴されることもあります（刑法第19・20条）。

また、暴力団に乗っ取られた経営難の病院を通じて不正請求が組織的になされる場合があります。そのような場合は、病院側にも組織犯罪処罰法による処罰規定が適用され、さらに罪が重くなります（組織的な犯罪の処罰及び犯罪収益の規制等に関する法律第３条１項13号）。

２．保険医療機関の指定取消し（健康保険法第80条）・保険医登録指定取消し（同法第81条）

不正が行われたことが発覚した場合には、保険医療機関の指定取消しと保険医登録の取消処分が行われることがあります。これらの取消処分が行われると、以下のような不利益があります。

①不正・不当な請求とされたものは、原則５年分さかのぼって返還金を求められる可能性があります。

②患者の一部負担金についても、当該患者に返還しなければなりません。

③保険医療機関に指定されていない病院・医院では、保険診療を行うことができません。

④５年間の保険医療機関再指定・保険医再登録が不許可になります。

⑤処分が公表されます。

なお、Q71も参考にしてください。

３．医業停止・医師免許取消し（医師法第７条２項・歯科医師法第７条２項）

厚生労働省内にある医道審議会において、医業停止や医師免許取消処分やその期間・再交付が決定されます。その基本的な考え方については、厚生労働省ホームページの「医師及び歯科医師に対する行政処分の考え方」（平成27年９月30日改正、http://www.mhlw.go.jp/file/05-Shingikai-10803000-Iseikyoku.Ijika/0000099469.pdf）に詳しく記載されています。

そのうち、不正請求に関連すると思われる箇所としては、「医業、歯科医業を行うに当たり自己の利潤を不正に追求する行為をなした場合については、厳正な処分の対象となるものである」（同書p.2④）とされています。

そして、同書では、処分の重さの判断基準についても触れられています。

たとえば、「行政処分の程度は、基本的には司法処分の量刑などを参考に決定する」とするも「行政処分の程度は、基本的には司法処分の量刑などを参考に決定するが国民の健康な生活を確保する任務を負うべき医師、歯科医師自らが、医師法又は歯科医師法に違反する行為は、その責務を怠った犯罪として、重い処分とする」（同書p.3）としています。

なお、Q69も参考にしてください。

4．不正請求との疑いを避けるために

不正請求が発覚した場合のリスクは以上のとおり重大なものです。したがって、不正請求と疑われることがないよう、普段から、診療録への医療行為の記載を明確化したり、医学的な診断根拠がない傷病名によるレセプト記載などは改めるなど、普段の診療から医事会計までの業務フローを適宜見直すことが大切です。

（弁護士　向原栄大朗　福岡県弁護士会所属）

Column

個別指導

健康保険法に基づく個別指導には、手続の不透明性、指導の密室性、指導と監査、行政処分の連動など運用実態に様々な問題が指摘されています（日本弁護士会連合会2014年8月22日付「健康保険法等に基づく指導・監査制度の改善に関する意見書」参照）。

個別指導が診療報酬の自主返還や監査による保険医資格の取消しなど医師にとり甚大な不利益処分につながり得ることはご承知のとおりです。

この点、「自分は、不正なことを行っていないので心配ない」などと高をくくってはいませんか。

誰しも単純なミスや勘違いはつきものです。その単純なミスなどが基で算定要件を満たさず、不当請求とされるおそれがあります。決してひとごとではありません。

安易に個別指導に臨むことが「命取り」になることを肝に銘じておく必要があります。

過去には、少額（6回で約18万円）の不正・不当金額でも保険医資格取消しとなった例があります。一貫して否認していたのにもかかわらず、取消しとなった例もあります。

また、中断が1年近くにわたった例もあったようです。

さらには、患者調査における質問内容が不適切であった事例や患者本人への調査ではなく患者の家族への調査をもって代えられた例もあったようです。

指導後の措置に納得がいかなかった場合には、「指導大綱第6－3（5）規定の指導記録」や「改善報告書や返還同意書の再提出を求めることを決定した全ての関連資料」などの開示を求めて争うことになります。

しかしながら、記録を開示した時には「あとの祭り」といったことにならないように、個別指導の対象に選ばれた時から弁護士に相談の上、対策に取り掛かる必要があります。

不利益処分の重大性に鑑みると、たとえ身に覚えがないことについての指導であったとしても、想定問答集を作成するなどしっかり対策を練ることが大切だと思います。

さらに、弁護士の同席を必ず求めるとともに手続の全てを録音などしておく必要があると思います。

（弁護士　武本夕香子　兵庫県弁護士会所属）

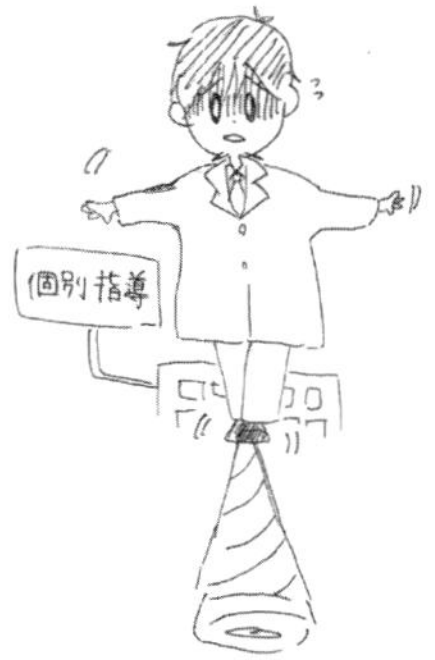

69 医道審議会による処分

Q どのような場合に、医道審議会で処分を受けますか。

A 刑事事件を起こし、罰金刑以上の刑に処された場合です。

1 重大な刑事事件を起こすと、医道審議会にかけられ、処分される可能性があります。2014年以降の医師・歯科医師の処分結果を見ると、2014年にわいせつ犯罪、覚せい剤や大麻などの薬物犯罪、殺人、傷害致死などで免許取消処分がなされ、2016年と2018年には、わいせつ犯罪で免許取消処分がなされています。このように免許の取消処分件数は、わいせつ犯罪によるものが多い傾向があります。そして、戒告を除いて、医師・歯科医師に対する処分の結果は公表されるため、免許取消処分より軽い医業停止処分にされた場合でも、実質的に医師・歯科医師として勤務することは困難になります。

2 医師法第７条（歯科医師法第７条も同様）では、「罰金以上の刑に処された」場合には、免許の取消などができると規定されています。

特に、診療の機会に医師や歯科医師としての立場を利用したわいせつ行為などについては、国民の信頼を裏切る悪質な行為として、重い処分（免許取消など）となる可能性が高いといえます。

3 また、医師や歯科医師は、税金を財源とした診療報酬という形で報酬を得ます。したがって、診療報酬を不正に請求し、本来得るべきでない診療報酬を得た場合などについては、国家を被害者とする詐欺罪となります。このような場合も、国民の信頼を裏切る重大な不正行為として、重い処分を受ける可能性が高いといえます。

4　もう一つ注意しなければならないのは、医師法・歯科医師法違反です。現場の医師や歯科医師は、医師法、歯科医師法違反の認識がないまま法に抵触する行為を行ってしまっている場合が多いため、注意が必要です。医師法違反、歯科医師法違反も、医師としての責務を怠る行為として、重い処分となる可能性が高いといえます。

5　医師・歯科医師その他の医療系の業務は当該資格がなければできない仕事です。医師や歯科医師としての品位を損なうような行為があった場合には、事案の悪質性によっては、免許取消などの処分を受けるおそれがあります。そのため、業務上はもちろん、業務外においても、医師や歯科医師としての品位を損なう行為をすることが決してないように意識することが重要です。　（弁護士　鈴木孝昭　東京弁護士会所属）

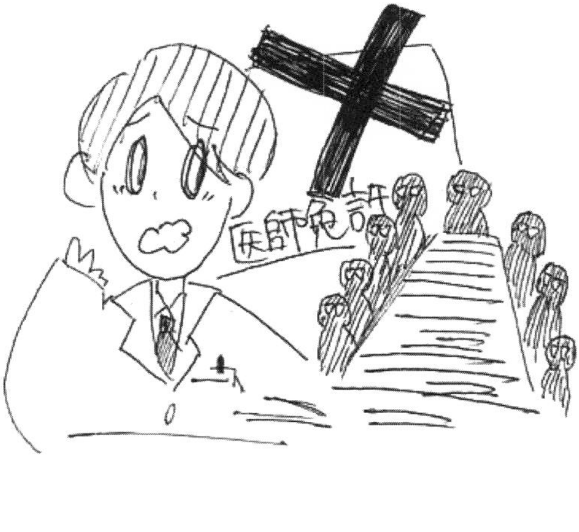

70 支払能力のない患者

Q 患者さんに支払能力がない場合でも診療に応じなければならないのでしょうか。

A 緊急性のある場合は、応じるべきです。緊急性の判断が難しい場合には、弁護士に相談すべきです。

1　応召義務（Q42～47）でも述べましたが、応召義務がある以上、「正当な事由」がなければ、診療に応じるのが原則です。

そして、旧厚生省の通達によると、診療報酬が不払いであっても直ちにこれを理由として診療を拒否できないとされているため、支払能力がないことは、基本的には「正当な事由」にあたらないと考えられています。

2　緊急性の高い患者については、診療を拒否することは応召義務違反にあたる可能性が高いため、たとえ診療報酬が不払いであっても、診療に応じるべきといえます。これに対して、緊急性の低い患者については、「正当な事由」の有無について、①医師・歯科医師側の事情、②患者側の事情、③地域その他の事情などを総合的に考慮して判断されます。

したがって、状況によっては、診療を拒否できる場合があるとも考えられます。上記通達も、支払能力がない場合に診療を拒否できる場合があることを完全には否定していないと解釈できます。

3　ただし、医療機関によって、不払いによる影響は大きく異なると考えられます。例えば、度重なる診療報酬の不払いがあって、不払いの金額が相当額にのぼっているケースにおいては、そのまま不払いが続くと医療機関自体の健全な経営を脅かす可能性がないとは言い切れません。そうすると、小規模な医療機関では、患者に支払能力がないことを「正当な事由」として診療を拒否できる場合もあると考えられます。他方、大きな規模の病院では、そのようなケースでも診療を拒否できる可能性は低くなると考えられます。

4　もっとも、小規模な医療機関で診療を拒否する場合でも、支払能力のない患者がどこの医療機関も受診できないという事態にならないように、他の適切な医療機関を紹介したり（転医義務）、行政による補助を案内したりするようなことを求められる場合はあると思います。

5　以上より、緊急性があるケースについては、支払状況の有無にかかわらず、診療に応じるべきです。他方、緊急性のないケースについては、診療を拒否できる場合もあると考えられますが、診療を拒否できるか否かは具体的な状況によって異なるため、判断に迷ったときは、事前に弁護士に相談すべきです。

（弁護士　鈴木孝昭　東京弁護士会所属）

71 保険医登録取消し

Q どのような場合に、保険医登録が取消されるのでしょうか。

A 不正又は不当な診療報酬請求をした場合が代表的です。

1　保険医登録は、「故意」又は「重大な過失」により不正又は不当な診療報酬の請求を行った場合に、取消されるとされています（厚生労働省「監査要綱」）。

保険医の登録が取消されると、診療の大部分を占める保険診療ができなくなるため、医師・歯科医師として診療ができなくなるに等しいと言えます。実際、保険医の登録がなければ、保険診療を行う医療機関で働くことはできません（ただし、医療法人の理事などにはなれます）。

2　不正請求の例としては、水増し請求などが代表的です。

保険医の登録取消は、医師免許、歯科医師免許に対する処分に比べると、例年件数が多く、平成29年度は18人、平成30年度は19人について、保険医の登録取消が行われています。

3　診療報酬請求に関することで特に気をつけなければならないことの一つに、歯科医院でよく聞く話ですが、いわゆる「業界ルール」というものがあります。この「業界ルール」は、歯科医師がある行為を患者に施した場合はこの点数を算定する、この点数を請求してもよい、などというものです。確かに、その「業界ルール」に従って請求をしてきて、これまで指摘されたことがなかったという理由で、そのような「業界ルール」が蔓延しているのだと思いますが、不正請求に違いありません。診療報酬は税金が原資であることを忘れ、不正な請求をすることが重罰だという意識がなくなり、不正請求をしてしまっている医療機関が、当局から不正請求を指摘されることも、最近は増えてきています。個別指導や監査に呼ばれ、保険医の登録を取り消されそうになって、弁護士が相談を受けることは、決して少ないことではありません。

4　また、保険診療のルールはわかりにくいものも多いため、保険点数計算の処理のミスを不正な診療報酬請求と判断され、指摘されてしまうというケースも現実に生じています。もちろん、誤って請求をしたような場合は仕方がありません。しかし、故意の不正と判断されてしまうと、刑事告発されてしまうことにつながりかねないので、気を付けなければなりません。この点、保険医の登録取消がなされるのは、少なくとも「重大な過失」が認められる場合です。日頃から、「重大な過失」なきよう適切な診療報酬の請求を意識しましょう。

5　他方、不正な請求ではないとしても、近年、カルテの記載などが適切でない場合、その請求の根拠がないと解釈され、診療報酬の返金を求められるという案件が多数生じています。カルテの記載は、いざというときに患者に対してだけでなく、行政に対しても役に立つものであることを意識しながら日々の診療を行うべきでしょう。

（弁護士　鈴木孝昭　東京弁護士会所属）

72 死亡していた患者の往診料

Q 在宅患者の隣人が、隣の患者さんの様子がおかしいと連絡してきました。患者宅を訪問したところ、その患者さんはすでに亡くなっていました。このような場合に、往診料は請求できるのでしょうか。また、請求できるとして、誰に請求すればよいのでしょうか。

A 請求することができます。その場合の請求先ですが、連絡してきた隣人もしくは亡くなった患者の相続人ということになります。

1 往診料ですが、これは患家の求めに応じて患家に赴き、診療を行った場合に算定できるものとされています。

質問の場合、連絡してきた隣人が、往診の依頼をした患家と言えるのかという問題がありますが、後述しますとおり、連絡してきた隣人と医師との間に医療契約が成立したとみることができますから、連絡してきた隣人を患家と解して問題ないと考えます。

また、患者はすでに亡くなっていたとのことですから、診療を行ったと言えるのかという問題がありますが、患者が亡くなったと判断することができるのは医師ですから、患家を訪問した医師が死亡診断をするまでは、その患者の死亡は未確定だったということになります。そのため、患家を訪問した医師が、患者の死亡を判断し、死亡診断を行ったと言えますから、診療を行ったということになります。

したがって、往診料を請求することができると考えられます。

2　往診料を請求できるとして、誰に請求できるのかという問題ですが、第１次的には、医師を呼んだ隣人ということになります。

これは、医師を呼ぶことによって、その隣人が医師に対し、隣家の患者に対する医療行為を申し込み、医師がこれに応えて患者宅を訪問することによって、隣人からの申し込みを承諾したという関係が生じます。つまり、連絡してきた隣人と医師との間に、患者に関する医療契約が結ばれたとみることができるからです。

このように、医師と隣人との間において医療契約が結ばれた訳ですから、往診料の請求先は、第１次的には、医師を呼んだ隣人ということになります。

3　もっとも、隣人とすれば、まさか自分が隣の患者の往診料を請求されることになるとは思っていないことが多いと思います。そこで、医師を呼んだ隣人以外に請求先がないかが問題となります。

例えば、医師を呼んだ隣人が、医師に対し往診料を支払った場合、亡くなった患者に相続人がいれば、隣人はその相続人に対し、支払った往診料を請求できます。これは、隣人が医師を呼んだ行為が、法律上の義務がないにもかかわらず、他人のためにその事務を管理する行為として、法律上は「事務管理」と呼ばれる行為に当たるからです（民法第697条）。

ここで、「事務管理」とは、義務が無いにもかかわらず、他人のために何かを始めるような場合を言うのですが、事務の管理を始めた者が、本人のために有益な費用を支出した場合は、その本人に対し、支出した費用の返還を求めることができるとされています（民法第702条第１項）。

ここで本人に該当するのは、隣人に医師を呼んでもらった患者となります。そして、患者の死亡により相続が発生します。それ故、仮に亡くなった患者に相続人がいれば、その相続人が、費用返還請求の相手方となります。

本件の場合、亡くなった患者に相続人がいるのかどうかは分かりませんが、仮に相続人がいれば、隣人は医師に支払った往診料を、その相続人に請求することができる関係にあります。そこで、このような複雑な関係が生じることを防ぐ意味でも、あるいは、医師を呼んだ隣人の意向に鑑みた場合、医師は、隣人ではなく、亡くなった患者の相続人に往診料を請求することができると考えてもよいと思います。

（弁護士　牧野　聡　京都弁護士会所属）

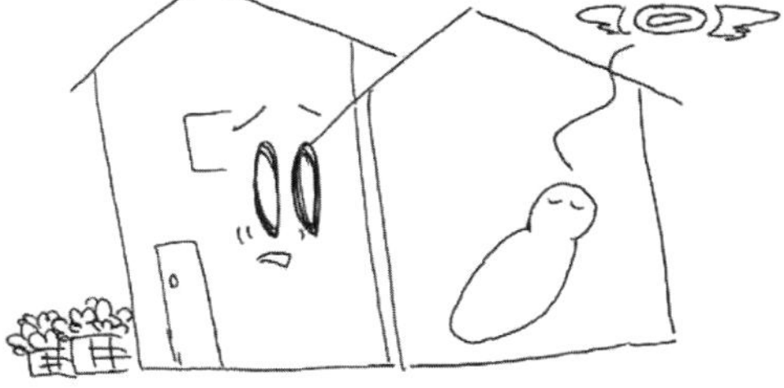

73 保険診療における一部負担金についての問題

Q 私は、これまで、親しい友人などからは保険診療の自己負担金を受け取らずに診療をすることがありましたが、何か問題はありますか。

A 違法行為に該当しますので、即刻止めるべきです。

健康保険法第74条1項は、保険医療機関から療養の給付を受ける者は、その給付を受ける際に、給付を受ける者に対し、一部負担金の支払義務を課しています。

この一部負担金は、給付を受ける者の年齢などにより、1割から3割を負担することとされています。

また、同条2項により、医療行為を行う医療機関は、この一部負担金の「支払を受けるべきもの」とされています。

すなわち、保険診療を受けた者には、自己負担金の支払義務が発生することになりますし、保険診療を行った医療機関には、自己負担金の受け取り義務が発生することになります。

したがって、親しい友人であるからといって、自己負担金を受け取らない行為は、健康保険法第74条2項違反ということになります。

仮に、このように一部の患者について、一部負担金を医療機関側にて減額したり免除することを認めると、場合によっては、減額あるいは免除した医療費を、他の患者に対する水増し請求などの方法によって回収を図るきっかけになる可能性もあります。

さらに、一部負担金を受け取っていないにもかかわらずカルテに一部負担金を受け取った旨を記載すると、カルテに虚偽の記載をすることにもなります。

一部負担金の免除が直ちに犯罪となることはないでしょうが、しかしながら、このようなことを繰り返していると、診療報酬の不正請求などにも結びつきかねませんから、安易に一部負担金を免除するべきではありません。

なお、医療機関が患者に対して一部負担金を請求しているにもかかわらず、支払ってもらえない場合は、このケースとは全く別の問題です。

（弁護士　牧野　聡　京都弁護士会所属）

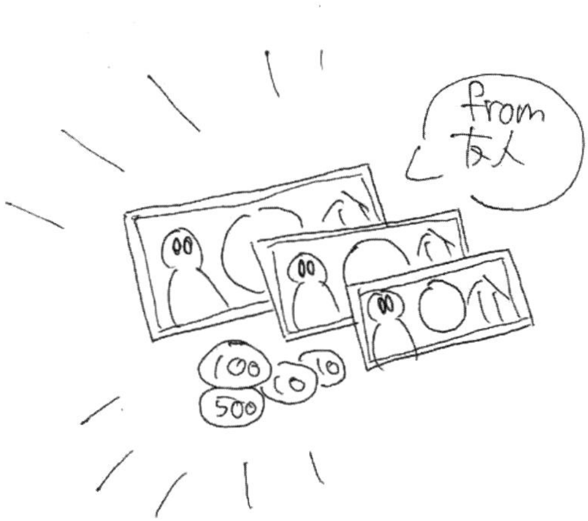

病院・診療所経営

74 賃料の引下げ

Q 近くに診療所ができて、診療所の患者数が減り、賃料を支払うのが大変になってきました。賃料の引き下げを交渉するにはどうしたらよいのでしょうか。また、賃料の金額は、何を目安にしたらよいのでしょうか。

A 任意で口頭による交渉を試みても決着がつかない場合は、民事調停を申し立てます（調停前置）。

調停でも合意に達しない場合は、裁判などの手続を行うことになります。

1．賃料の引下げ方法について

賃料の引下げ交渉は、まず、口頭で交渉することから始めたほうがよいと思います。

ただ、口頭での交渉の場合、後日、どのような交渉をしたかがわからなくなるので、録音するなり、ポイントとなる争点や主張を書面にまとめて家主に渡し、その書面の写しを保管するなど何らかの形で残すようにしてください。

賃料の引下げ交渉がうまくいかない場合は、賃料引下げの調停を申し立てることになります（民事調停法第24条の２）。

調停手続は裁判所における話合いの手続なので、家主との関係が悪くなる可能性は低いです。

調停でも賃料額について決着がつかない場合は、裁判を起こすことになります。

２．賃料の金額の目安について

賃料の金額は、法律で①土地または建物に対する租税その他の負担の増減、②土地または建物の価格の上昇もしくは低下その他の経済的事情の変動、③近隣同種の建物の家賃に比較して不相当に高額となったと言えるかなどで決まるとされています（借地借家法第32条）。

賃料は、固定資産評価額、路線価、周囲の不動産の賃料価格、その他経済状況の変動など様々な事情を参考にして決められるのですが、最終的には不動産鑑定士による評価をしてもらう場合もあります。

患者数が減り、賃料を支払うことが経済的に大変であるとの借主側の経済事情は、残念ながら、法律上の減額理由にはなり難いです。

医療機関やクリニックなどといった事業用建物の場合、近隣同種の建物自体が多くは存在しないので、近隣同種の建物の賃料と比較するのは難しいかもしれません。

他方、クリニック用の建物などの場合、医療機関以外の人に貸し付けるのも難しいでしょうから、退去されるよりは賃料を減額してもそのまま貸し続けるほうが家主にとっても利益となる場合も多いと思います。そのため、家主に減額交渉する際には患者数の減少など借主の経済的事情を率直に伝えることは大切なことかもしれません。

3．交渉中の賃料について

家主により減額が認められるまでの間は、従前の賃料を支払わねばなりません。賃借人が考える減額した賃料を支払うと債務不履行として賃貸借契約解除の正当事由になりますので、注意してください。

客観的に相当な賃料の額が決まり、従前の賃料が相当な賃料よりも多く払い過ぎていた場合、家主が超過分に年１割の利息をつけて返還しなければならないと法律で定められています（借地借家法第32条２項・３項）。

よって、賃料が減額されることが確実と思われる場合でも、調停や裁判などで結論が出るまでは、従前の賃料を支払い続けてください。

（弁護士　武本夕香子　兵庫県弁護士会所属）

75 テナント料の引下げ代行

Q 「テナント料の引下げを代行します」との交渉代行の営業が来たのですが、このような交渉代行を弁護士以外に頼んでもよいものなのでしょうか。

A 賃料の引下げ交渉を弁護士以外に依頼することはできません。弁護士以外の者が法律事務を行うことは、法律（弁護士法）で禁止された犯罪行為です。

そのため、仮に、代行業者を通じて賃料を下げられたとしても、その合意自体が公序良俗違反として無効となる可能性があります。

1．弁護士資格のない人に法律事務を依頼することについて

弁護士資格のない者が報酬を得る目的で法律事務を取り扱うことやその周旋をすることは、法律によって禁止された「非弁活動」として犯罪行為になります。この法律に違反した者は、２年以下の懲役または100万円以下の罰金に処せられます（弁護士法第77条）

法律事務は、市民の人権に直結することから、弁護士のみが行い得るとすることで、依頼者の利益を擁護し、司法や法律秩序の維持を図っているのです。

2．非弁活動の要件について

次の４つの要件をいずれも満たす場合には非弁活動（犯罪行為）に該当します。

①弁護士又は弁護士法人でない者が行うこと

②法律事務を取り扱う行為或いは法律事務の取り扱いを周旋する行為

③報酬を得る目的があること

④業としてなされること、すなわち、反復的に又は反復継続の意思をもって法律事務の取り扱いなどをし、それが業務性を帯びるに至ったことです。

3．非弁活動を通じて得た交渉の民事上の効果について

上記４つの要件を満たす場合には、非弁活動として犯罪行為に該当するだけでなく、公序良俗違反として業者を介した減額の交渉結果が民事上無効となる危険性があります。

その場合、せっかく業者にお金を払って賃料を下げる交渉をしてもらっても、結局その効力は認められず、何の解決にもなりません。

4．賃料減額交渉を弁護士以外に依頼することについて

賃料引下げの交渉代行の営業が来たとのことですが、交渉代行を行う者に弁護士資格がなければ、上記①の要件に該当します。有料で弁護士を紹介してもらうことも同じく上記①の要件にあたります。

家主に対し、賃料の引下げを交渉することは、法律事務です（上記②の要件）。

また、交渉代行について「営業」として来ているのですから、報酬を得る目的で業として反復的に又は反復継続の意思を持っていることも明らかでしょう。

よって、上記③及び④の要件も満たすと思われます。

以上、賃料の交渉代行を弁護士以外に依頼する行為は非弁活動（犯罪行為）に該当するだけでなく、賃料減額の交渉結果自体が無効とされる可能性が高いと思います。

5．刑事上のリスクについて

あなたが弁護士以外の者に交渉を依頼する行為が非弁活動に加担したとみなされてしまうと、あなた自身にも刑事責任を問われ得るリスクが生じ得ます。

あなた自身に刑事責任が問われないとしても、将来、警察の捜査などが入る可能性もあります。

弁護士資格のない人に法律事務を依頼すると無用なトラブルに巻き込まれることになり得ますので、くれぐれも弁護士以外に法律事務を依頼しないように注意してください。

（弁護士　武本夕香子　兵庫県弁護士会所属）

76　閉院に伴う診療録などの保存や注意点について

Q　病院を経営している医師です。高齢となり、後継者もいないことから、閉院しようと思うのですが、閉院する場合、診療録は保存し続けなければならないのでしょうか。また、そのほかに注意点があれば教えてください。

A　診療録については、病院もしくは診療所の管理者または医師において診療終了時から５年間保管し続けなければなりません。保存期間経過後は、診療録の廃棄は原則として許されますが、場合によっては、保管を継続するのが望ましい場合もあるでしょう。また注意点については解説をご参照ください。

1　はじめに

病院の経営主体が医療法人であると、個人であるとにかかわらず、閉院しようとする場合、これまで診療されていた患者をどうするかを予め検討しておく必要があります。患者自身が受診先を自ら見つけてくれる場合ばかりとは限りませんので、どこにどのように引き継ぐかを、知己の医療機関などに相談しておく必要があると言えます。

2．診療録の保存

診療録の保存期間は５年間とされています（医師法第24条２項）。また、診療に関する諸記録（病院日誌、診療日誌、処方箋、手術記録、看護記録、検査所見記録、Ｘ線写真、紹介状など）の保存期間は２年間とされています（医療法施行規則第21条の５）。

そして、病院もしくは診療所の管理者または医師が診療録の保管義務に違反した場合には、50万円以下の罰金に処せられます（医師法第33条の２第１号）。

これは、病院を閉院される場合も同様です。

３．病院・診療所の管理者または医師が死亡した場合

上記の診療録保存義務は、行政上の義務ですから、相続の対象とはならず、遺族には承継されないとされています。この場合、病院・診療所の管理者または医師の遺族ではなく、保健所などの行政機関が保管するべきであると考えられています（行政通達「医師法第24条に規定する診療録等の取扱いについて」参照）。

なお、この場合であっても、既に医療紛争が表面化している患者の診療録については、遺族が自分で保管を継続することが望ましいといえます。民事上の損害賠償の請求について診療録の存在が診療所側の自衛手段として有用な立証方法となるからです。

４．保存期間経過後の診療録の扱い

保存期間経過後は、廃棄することも許されますが、上記行政通達によると、保存期間経過後も、事情の許す限り保存するのが適当とされています。これは法的義務ではありません。しかし、閉院後、患者から診療録の開示請求があった場合や万一医療過誤訴訟などの紛争になったときのことを考慮すると、できるだけ長く保存するのが望ましいでしょう。

なお、診療録の廃棄方法に問題があって情報漏洩が発生した場合、患者との関係で不法行為責任（民法第709条）を負う可能性がありますので、

廃棄は慎重に行う必要があります。診療録には重要な個人情報が記載されていますので、個人情報保護法の趣旨に違反しない取扱いが望まれます。個人情報保護法の改正などにも遅滞なく対応する必要があります。

5．注意点

①診療用Ｘ線装置、診療用高エネルギー放射線発生装置等のＸ線装置については、病院・診療所を閉院する際に、廃止後10日以内に、都道府県知事に届け出をする必要があります（医療法第15条、医療法施行規則第24条12号、同規則第29条１項）。

②病院・診療所の廃止届を都道府県知事に提出すると、地域の基準病床数に空き枠が生じることになります。もし、病院・診療所の廃止とともに、病院・診療所の譲渡を考えている場合には、この空き枠が埋まってしまいますと、その後に閉院した病院・診療所を譲り受けたものが、病院・診療所の開設や病床数の増加について認可を受けることができない事態となります。

そこで、病院・診療所の譲渡を伴う場合には、廃止届を提出するのではなく、一旦休止届を提出することで、この空き枠の発生を止める必要があります。

6．結論

いずれにしましても、病院・診療所の閉院には様々な問題が伴いますので、閉院をお考えであれば、手続に精通している弁護士に、早い段階で相談していただくことが重要です。

（弁護士　上山幸正　鹿児島県弁護士会所属）

77 医療機器の借入れ・割賦購入・リース契約の違い

Q クリニックを開業することを考えております。そこで、医療機器をそろえなければならないのですが、借入れ（レンタル）・割賦購入・リース契約のどの契約でそろえるべきなのでしょうか。

A それぞれの契約にはメリット・デメリットがありますので、あなたのクリニックの状況や必要な医療機器の種類にあわせて選択してください。

1．レンタル

レンタルをするのが適しているのは、使用予定年数が短い医療機器であるといえます。レンタルは、他の方法と違い、短期間の契約ができ、中途解約も容易です。また保険料や医療機器の所有に伴う経費はレンタル会社が負担するため、手続の煩わしさがありません。なお、レンタル料については、月次支払が全て経費となりますので、税金面で有利となります。

しかし、レンタル会社がもっている中から医療機器を選択しなければならないため、希望する医療機器を選択できない場合があります。また、他の契約に比べ料金は割高です。契約更新する場合でも、従前の料金と変わらないため、医療機器が長期間使用予定である場合には避けるべき契約形態です。

2．割賦購入

割賦購入の特徴は、売買契約であることから、支払いが終了すれば、医療機器の所有権が購入したクリニックに移転することにあります。そのため、一般的には、他の契約に比べ料金が割安になりますし、その購入資産の種類・金額により税制上の特典を利用することができます。また、レンタルの場合と異なり、自分で必要な医療機器を自由に選ぶことができます。しかし、一般的に頭金として購入価格の3割程度の現金が必要になりますので、財務上余裕のある場合にしか選択できません。また、中途解約が原則できないことから、短期間で必要がなくなる場合にも適しておりません。さらに医療機器の管理は、購入者がしなければなりませんし、不必要になった場合には、購入者が処分しなければなりません。

3．リース契約

リース契約の場合も割賦購入と同じく比較的長期間使用が予定されている医療機器が適しているといえるでしょう。一般的には医療器具をリースで揃えるようです。また、割賦購入と同様に自分で必要な医療機器を自由に選ぶことができます。さらに、頭金が不要であることから、初期投資は少なくて済みます。事務手数料などもあわせて毎回定額のリース料が決定されますので、資金計画が立てやすいというメリットもあります。なお、リース料については、全額経費として処理することができるため、税金面では有利となります。しかし、リース契約は、割賦購入と比べて一般的に料金が割高になるといわれています。また、長期間使用が予定される場合、リース契約期間終了後再リースをしたとしても、従前に比べて割安にはなるものの、リース料がかかることになります。さらに、リース期間中は、原則として解約することができません。

以上のとおり、それぞれの契約にはメリット・デメリットありますので、状況や必要な医療機器の種類によって選択することが重要になります。ただ、あくまでこれは一般論ですので、実際に選択する際には、しっかりと契約内容を確認してください。

（弁護士　石上晴康　第二東京弁護士会所属）

78 広告規制

Q 医療機関ネットパトロールとは何ですか。

A 厚生労働省が委託事業として始め、国民に対し医療機関のウェブサイトの記載内容についての情報提供を呼びかける制度です。

医療法第6条の5第1項は、医業・歯科医業または病院・診療所に関して広告をする場合に掲載事項を制限するとともに、虚偽の広告を規制しています。

また、広告の内容及び方法についても規制しています。たとえば、他の病院または診療所と比較して優良である旨や誇大広告などは認められていません。

これは、医療を受ける側が、医療に関する適切な選択をできるようにするためです。したがって、医療に関する適切な選択の障害となる記載は認められないのです。

そして、平成19年に厚生労働省は、「医業若しくは歯科医業又は病院若しくは診療所に関して広告し得る事項等及び広告適正化のための指導等に関する指針（医療広告ガイドライン）」を、また、平成24年には「医療機関のホームページの内容の適切なあり方に関する指針（医療機関ホームページガイドライン）」をそれぞれ定め、医療法に基づく広告規制の具体化・徹底を図っております。

それに加えて、平成29年８月より、厚生労働省が、医業・歯科医業または病院・診療所に関するウェブサイトが医療広告規制に違反していないかを監視する事業を、事業者に委託する制度を開始しました。単に、委託を受けた事業者が監視するだけでなく、医療機関ネットパトロール相談室を開設し、広く国民からも情報の提供を呼びかけています。

美容医療サービスを提供する医療機関などのウェブサイトには問題のあるサイトも少なくなく、消費者トラブルを招いていることから、これらを減少することを目的とするものです。

不適切な記載が認められた場合、この事業者から医療機関などに対し、規制の周知を行い、自主的な見直しを求めることになります。そして、自主的な改善が認められない場合、その医療機関を所管する地方自治体に情報提供が行われ、地方自治体から医療機関に対して指導などが行われることになります。

平成29年に改正され、同30年６月１日に施工された改正医療法において、医療機関のウェブサイトなどは「広告」として規制の対象になりました。この改正により、虚偽、誇大、広告が可能とされていない事項など一定の類型の広告は是正命令や罰則などの対象となりました。

（弁護士　牧野　聡　京都弁護士会所属）

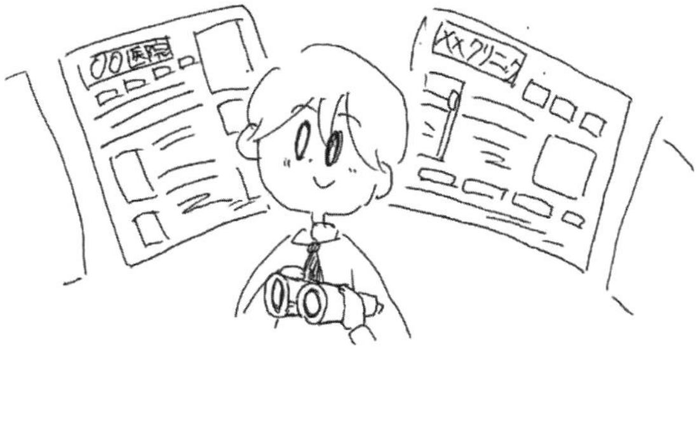

79 資金調達方法

Q 医療機関として、資金調達はどこから行えばよいのでしょうか。

A まずは事業計画を立てた上で、融資を受ける金額を最小限にして、余裕を持った返済計画で行うべきです。どこから借りるかによって、メリットデメリットがありますから慎重に検討すべきでしょう。

1．金融機関からの借入

（1）公的金融機関

一般の事業者も利用可能な日本政策金融公庫（略称：日本公庫）があります。この他、医療施設や福祉施設に対して政策融資を目的とする独立行政法人福祉医療機構（WAM）もあります。

通常の金融機関（銀行など）からの借入れに比べて、金利が安く、長期間借りられ、融資審査が比較的緩やかであるといわれていますので、まず考慮すべき選択肢といえるでしょう。

（2）民間金融機関

いわゆる銀行、信用組合、信用金庫などの金融機関から借入れする方法があります。金融機関によって、融資に対する姿勢や審査、返済期間に差がありますのでよく話を聞いて考える必要があります。

また、信用組合には医療機関や歯科医師を取引対象としている業域信用組合もあります。医師会と提携している場合が通常で、検討してみる価値はあると思われます。

2. 金融機関以外からの借入

（1）貸金業者、カードローンなど

金融機関以外の貸金業者は、金利が高く返済期間も短いことが多いので、あまりお勧めはできません。短期のつなぎ資金が必要で、確実に返済できる場合に限っての選択肢として考えるべきでしょう。

（2）友人・親族など

友人・知人・親族からの借入れについては、その関係からして利息なしで借りることができる場合もあります。しかし、約束どおりに返済できなかった場合は、人間関係を大きく損ねますから、十分考慮の上で選択肢として検討すべきでしょう。

3. 増資による方法

持分のある社団医療法人においては、出資金の増額をする、つまり増資するという資金調達方法も可能です。この場合、返済が不要な資金調達方法となりますが、金融商品取引法の規制との絡みがあるため、弁護士に相談して行うべきでしょう。

4. 債権や不動産の流動化による資金調達方法

近時は、診療報酬債権や不動産を証券化（流動化）して資金調達をする方法も考えられていますが、かなりの事務コストが必要です。

また、流動化対象が相当大きな規模であることから、大規模医療法人が多額の資金調達を行う場合に利用されるべき手段と考えられています。システムが複雑なため、医療コンサル・医療ブローカーなどに騙されないよう、弁護士と相談して行うべきでしょう。

（弁護士　坂野真一　大阪弁護士会所属）

80 防犯カメラの設置に関する問題

Q 防犯上の理由から、病院待合室などに防犯カメラを設置しようかと考えていますが、何か問題はあるでしょうか。

A 防犯カメラを設置することにより、犯罪予防などの一定の効果は期待できそうです。他方、病院待合室などを利用する者のプライバシー権に配慮する必要があります。そこで、一定のルールのもとに設置や管理などを行う必要があります。

1　テレビカメラなどにて撮影した個人の画像は、個人情報保護法にて保護の対象とされる「個人情報」に該当します。そして、以前は、保有する個人情報の件数が5000件を超える事業者にしか、この法律は適用されませんでしたが、平成27年に成立した改正個人情報保護法が、平成29年５月30日に施行され、この要件が撤廃されましたので、小規模零細な医療機関であっても、この法律が適用されるようになりました。

2　その結果、小規模零細な医療機関であっても、個人を判別することが可能なカメラ画像などについては、個人情報の利用目的をできる限り特定し、その利用目的の範囲内でカメラ画像などを利用しなければならなくなりました。また、個人情報の利用目的を予め公表しておくか、あるいは、個人情報の取得後に、速やかにその個人に対して、通知もしくは公表することが必要となりました（個人情報保護法第18条第１項）。

しかしながら、防犯カメラを設置する場合、その設置が防犯目的のみに限られるのであれば、同法同条第４項第４号により、利用目的の通知・公表は不要となります。ただし、防犯カメラが作動中であるという表示を医院の入口などに掲示して、自身の画像情報が医院に取得されているということを分かるようにしておくべきです。

3　防犯カメラの設置場所については、既に犯罪が発生している場合、もしくは将来犯罪が発生するであろうと思われる場合で、防犯カメラを設置することにより、将来発生するであろうと思われる犯罪を予防できると考えられる場所に限定されるべきです。診察室や病室、各種検査室への設置は、患者のプライバシー権がより重視されるので、設置の可否も含めて慎重な対応が必要です。これに対し、薬品などの保管場所のように患者の出入りを予定していない場所については、特にプライバシー権に配慮する必要はありませんから、防犯カメラを設置しても問題はありません。

4　前述のとおり防犯目的のためだけに設置することにより、防犯カメラの利用目的の通知・公表が不要となりますから、設置する防犯カメラの機能は、顔画像など他のデータベースと自動的に照合して特定の個人を識別する機能や不特定多数の人の音声を収集できる場所において音声を録音する機能までは有していないものが適当です。

5　防犯カメラの運用については、収集した画像情報の利用方法についても問題となります。先に述べた、利用目的の通知・公表が不要となるのは、あくまでも防犯目的のみのための撮影に限られるからです。

したがって、個人情報保護の観点から、画像情報を設置目的以外に利用しないことが必要となります（個人情報保護法第16条第１項）。また、取得した画像情報を保存する場合、そもそも防犯目的のために撮影した画像情報ですから、長期保存は避けたほうがよいと考えられます。

なお、捜査機関などから防犯カメラの画像情報の提供を求められた場合には、協力する場合でも個人情報保護の観点から慎重な対応が求められることが少なくありませんので、弁護士への相談をお勧めします。

（弁護士　牧野　聡　京都弁護士会所属）

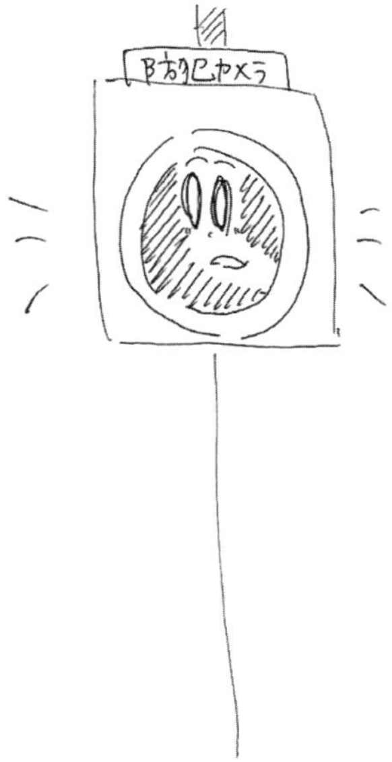

81 閉院の手続について

Q 新型コロナウイルスの感染拡大の影響により、当院の患者数が激減しています。このままでは当院を維持していくことが困難であり、閉院を検討せざるを得ない状況です。当院を閉院するにはどのようにすればよいでしょうか。

A 医療法人の場合と個人の医院の場合とで、手続が異なります。

1．医療法人の場合

①医療法人の場合は、社団たる医療法人であると、財団たる医療法人であるとにかかわらず、解散という手続を行うことになります（医療法第55条）。

解散事由は法定されていますので（同条第１項・３項）、解散事由に該当しない限り、解散手続には入ることができません。

また、社団たる医療法人の場合、目的たる業務の成功の不能あるいは社員総会の決議によって解散するには、都道府県知事の認可が必要となります（同条第６項）。

さらに、医療法人に債務がある場合で、医療法人の財産によって、その債務を完済することができない場合には、理事は医療法人の破産申立をしなければなりません（同条第５項）。

②医療法人が解散した場合は、合併あるいは破産申立による場合を除いて、原則として理事が清算人となります（同法第56条の３）。ま

た、法務局に解散の登記と清算人の選任の登記を行う必要があります。

そして、清算人が医療法人の清算手続を進めることになります（同法第56条の７）。

具体的には、現務の結了、債権の取立と債務の弁済そして残余財産の引渡しです。

清算が結了した場合、清算人は清算結了を都道府県知事に届け出ることになります（同法第56条の11）。

③残余財産の分配について、持分有り医療法人と持分なし医療法人とで、異なる取扱になります。

改正法以前の持分有り医療法人については、払込済出資額に応じて、残余財産が分配されることになります。また、改正法による持分有り医療法人については、本来残余財産の分配はできませんが、経過措置により、分配可能とされています。

これに対し、持分なし医療法人については、残余財産の分配は不可能とされています。したがって、解散を検討する時点において、仮に債務がある場合は、その債務を完済できるだけの財産を残すように、財産について処分をしていく必要があります。

④医療法人については、売却という余地もあります。

２．個人の医院の場合

①個人の医院の場合、医療法人と異なり、解散ということは不要です。単に、医院をお休みにすることで済ませることができます。

ここで、閉院するために診療を休むことを「廃止」と言います。これに対し、再開することを前提として、一時的に診療を休むことを「休止」と言います。例えば、医院の建替のために診療を休む場合は「休止」です。

そして、「休止」の場合も、「廃止」の場合も、10日以内に都道府県知事に届出することを義務付けられています（医療法第８条の２、第９条）。

②個人の医院の場合も、債務があって、その債務を支払うことができない場合には、破産申立が必要となります。破産申立をするのは、医院を運営する個人です。

3　いずれにしましても、医院の閉院には様々な問題が伴いますので、手続に精通している弁護士に相談していただくことが重要です。

（弁護士　牧野　聡　京都弁護士会所属）

医療法人の解散

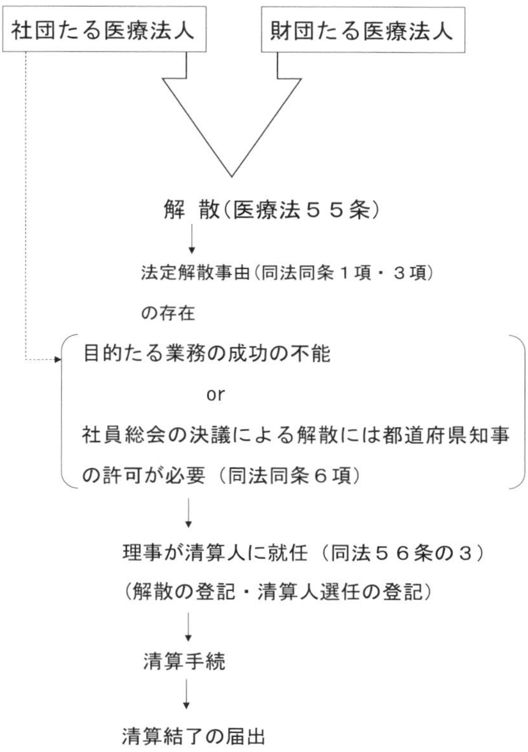

83 原状回復義務

Q 診療所を閉める際、家主に対して明け渡す際の原状回復義務は誰が負うのでしょうか。医院開設者も負うのでしょうか。また医師が死亡した際に遺族が原状回復義務を負うことがあるのでしょうか。

A 通常は、賃貸借契約の賃借人、（連帯）保証人、相続人（賃借人が亡くなられた場合）であれば、原状回復義務を負います。

診療所を閉院する際には、MRI機器・ＣＴスキャン・レントゲン機器など大きくて移動・処分が困難な機械などが存在します。そのため、原状回復費用が高額になる可能性があるために、問題となります。

賃貸借契約終了時の賃借人の原状回復義務については、民法でも定められていますが、当事者の契約内容が優先されますので、まずは契約書を確認してください。通常の賃貸借契約書には、賃借人が原状回復義務を負うと規定されているものがほとんどです。

賃貸借契約書に賃借人が原状回復義務を負うとする規定がある場合には、賃借人は当然に原状回復義務を負います。また、賃借人の債務を保証する（連帯）保証人も、賃借人と同じ範囲で保証債務を負いますから、やはり原状回復義務を負うことになります（民法446条）。

以上から、契約書を確認した結果、病院開設者が賃借人や保証人である場合には、病院開設者も原状回復義務を負うことになります。

次に、遺族でもある相続人が原状回復義務を負うかという問題ですが、相続人は相続により被相続人の財産に属した一切の権利義務を承継します（896条）から、財産と同時に義務も受け継ぐことになります。

したがって、賃借人・保証人であった人の相続人も、賃借人・保証人の義務であった原状回復義務を相続しますから、やはり原状回復義務を負うことになります。ただし、相続放棄により相続人らが、原状回復義務を免れることが出来る場合もあります。相続放棄には期間の制限がありますから、できるだけ早く弁護士に相談することをお勧めします。

なお、家主に対する原状回復義務をできるだけ負わないように、原状回復の際に費用がかかりそうな機器については購入せずにリース契約で使用する、閉院する際に居抜きで入ってくれる方を探し引き継いでいただくなどの方法も考えられます。　（弁護士　坂野真一　大阪弁護士会所属）

税　金

83　仕入税額控除

Q　医療機関が社会保険診療を行うために、医薬品や設備を仕入れる際に消費税を請求されるのですが、社会保険診療は非課税取引となっていますので、仕入税額控除ができません。それでも消費税は支払わないといけないのでしょうか。

A　支払わなければなりません。

消費税は、事業者に負担を求めるものではありません。商品やサービスの価格に含まれて商品を購入しサービスの提供を受ける最終的な消費者が負担するものです。

このように、消費税は、事業者が販売する商品や提供するサービスの価格に含まれて次々と転嫁されるものですから、その過程において、二重、三重に課税されないよう、課税売上に係る消費税額から、課税仕入などに係る消費税額を控除し、税が累積しない仕組みになっています。そうすると、医療機関での診療の場合には、最終的には治療を受ける患者が負担することになりそうです。しかしながら、社会保険診療は、消費税法上、非課税取引の一つとされています。

そのため、社会保険診療を提供する医療機関においては、仕入税額控除の対象とならない消費税の支払が発生することになります。

つまり、医療機関が社会保険診療のために医薬品などを仕入れた場合、仕入をした医療機関は納品業者に対し消費税を支払うことになりますが、他方、社会保険診療は消費税が非課税とされることから、医療機関が患者から消費税を受け取ることはありません。この点において、仕入税額控除ができないことになります。しかし、冒頭にあるとおり、消費税は事業者が負担することがないはずですから、これはおかしい訳です。

そこで、この問題を解消するために、医療機関が仕入に際して支払う消費税が医療機関の負担となることがないよう、診療報酬や薬価などを設定する際に、上乗せ措置がなされています。

したがって、患者から消費税を受けとっていないにもかかわらず、医薬品などの仕入に際して発生する消費税の支払義務は免れることはできません。

（弁護士　牧野　聡　京都弁護士会所属）

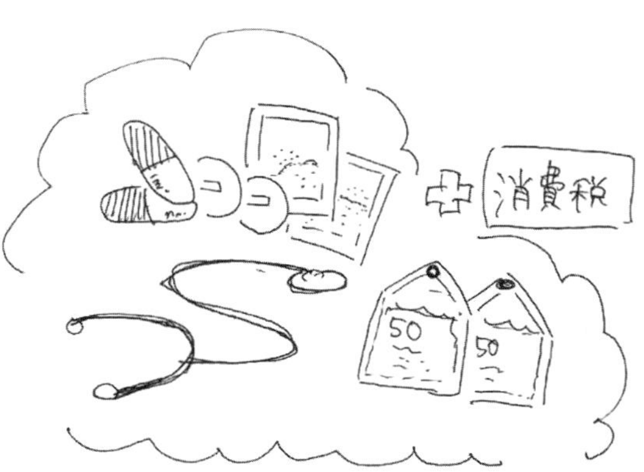

84 相続税・小規模宅地など（特定居住用宅地）の特例

Q 私は100坪の自宅に住んでおり、そこそこ土地の評価が高いようです。相続税対策として、小規模宅地などの特例というものがあるということを聞きましたが、どういう仕組みで、どれだけ相続税が安くなるのですか。

A 特定居住用宅地などの特例が適用される場合は、330㎡（100坪）までの土地の評価が80％減少となります。

たとえば、現金・預貯金を１億円を残して死亡した場合、相続税は１億円を基準に計算されてしまい、相当高額の相続税が課せられます。ところが、その１億円で100坪の土地を購入し居住していた場合に相続が発生した場合には、ある一定の要件の下で、その土地の評価を80％割り引いて、2000万円の土地として評価する制度です。

つまり、もともと１億円で購入した土地が、相続税を計算する際には2000万円の価値で計算されることになるため、かなりの節税効果が見込めます。

この特例が適用される要件を簡単にいえば、

①配偶者が取得

②被相続人と同居していた親族が申告期限まで引き続き居住している

③配偶者も同居の親族もおらず、取得した者及びその配偶者が相続開始前３年以内に自宅を持っていないなど

④被相続人と生計を一にしていた親族で、相続開始の直前から相続税の申告期限まで引き続きその家屋に居住し、かつ、その宅地などを相続税の申告期限まで有している人

となります。

あくまで特例ですので適用条件が変わる場合も考えられますし、詳しい要件まではご紹介できておりません。また、二世帯住宅でも適用対象となる場合もありますから、弁護士・税理士などの専門家にご相談ください。

（弁護士　坂野真一　大阪弁護士会所属）

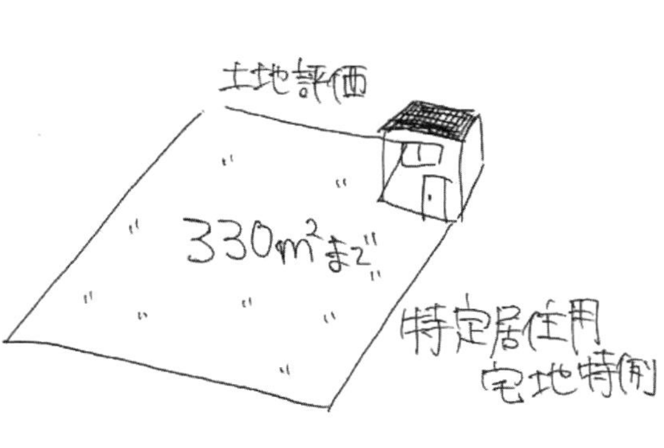

85　相続税・小規模宅地など（特定事業用宅地）の特例

Q　私は開業医の父の勧めで医師になりましたが、これまで勤務医をしてきました。ところが、父が急死したため、患者さんたちを放っておけず、駅前にある父のクリニックを継いで、私が院長に就任しました。駅前のクリニックの建物と土地は亡父の所有ですが、土地は400㎡あり時価２億円ともいわれています。もし、相続税が高いと手放さなくてはならず、患者さんの治療を続けられません。

A　特定事業用宅地の特例が使える可能性があります。この特例が使えると、400㎡までの特定事業用宅地の評価が、80％減額されることになり、大幅な節税効果が見込まれます。

この特例が使える要件として、

①被相続人が事業（貸付事業を除く）に使用していた土地であること

②相続人が申告期限までに被相続人が営んでいた事業を引き継ぎ、かつ申告期限まで事業を営んでいること

③相続税の申告期限まで当該土地を有していること

④申告期限までに遺産分割を終えて申告書を提出すること

が必要となります。

あなたの場合、この要件を満たせば、特定事業用宅地の特例が使えることになり、土地の評価が80％減少します。つまり、本来２億円で評価

される土地が、80％の評価減で、相続税の計算の際には4000万円の価値で評価してもらえることになります。

この特例は、被相続人と生計を一にする親族の事業に供されていた土地の場合にも適用の余地があります。

このような評価減を受ける特例があることから、遺産分割の際には全員が割合的に相続を受けるのではなく、あなたがクリニックを相続し、他の財産を他の相続人が相続するなどすれば、相続税が安くなる場合があるのです。安易に法定相続分にしたがって、頭割りで遺産分割をするとこのような節税効果が失われる可能性もあります。

特例の要件、適用の可否も含めて、相続に詳しい弁護士・税理士にご相談されることをお勧めします。　（弁護士　坂野真一　大阪弁護士会所属）

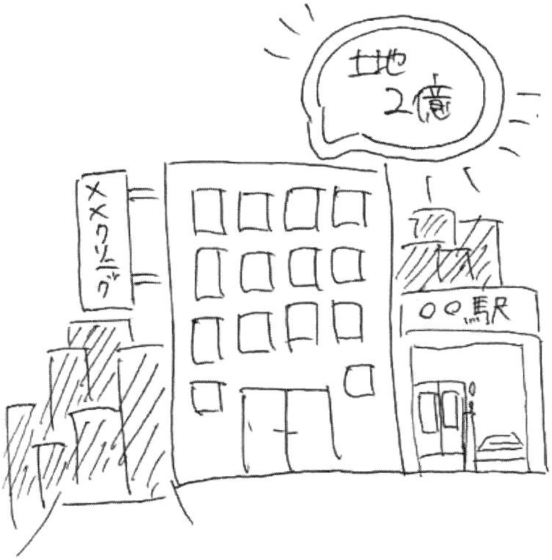

相　続

86　相続と高額な学費の負担

Q　父が開業医でしたので長男の私は、父親の意向を受けて私立大学の医学部に進学し、家業を継ぎました。次男と三男は医学部には進学せず私立の４年制大学に進学しました。先日父親が死亡した後、次男と三男から、「兄ちゃんは医学部でたくさん学費をかけてもらったのだから、相続ではその分減らすべきだ」との主張を受けました。私の相続分はどうなるのでしょうか。

A　学費が特別受益に該当する場合は、その受益分を遺産に持ち戻して（簡単に言えば、その受益分について遺産の先渡しを受けていたと考えて）、各人の相続分を計算することになりますが、父親が生前から準備をしておけば、避けられる場合もあります。

確かに私立大学の医学部の学費は高額であり、他の兄弟からすれば「兄ちゃんばかりお金をかけてもらって不公平だ」と不服かもしれません。また、法的な争いになれば高額な学費は、特別受益に該当すると判断される可能性もあります。

しかし、他の相続人もそれなりに高額な大学教育を受けており、被相続人が開業医であり医学教育を受けた相続人に家業の継続を望んでいた場合に、被相続人の生前の資産、収入、家庭状況に照らして特別受益ではないと判断した裁判例（京都地裁平成10年９月11日判決）もあります。

特別受益に該当するかどうかは最終的には裁判所の判断に任されており、その争いの中で兄弟の仲が悪くなることも少なくありません。このような揉め事が想定される場合には、被相続人（父親）が、長男の学費については、相続時に問題にしなくてもよいという意思表示（持戻しを免除する旨の意思表示）をしておくと、相続時に問題にしなくてもよくなります。父親が健在なときに、相続人全員にきちんと意思表示をしておき、できれば書面にして残しておけばさらによいでしょう。また、遺言による方法も考えられます。

詳しい方法については弁護士に相談されることをお勧めします。

（弁護士　坂野真一　大阪弁護士会所属）

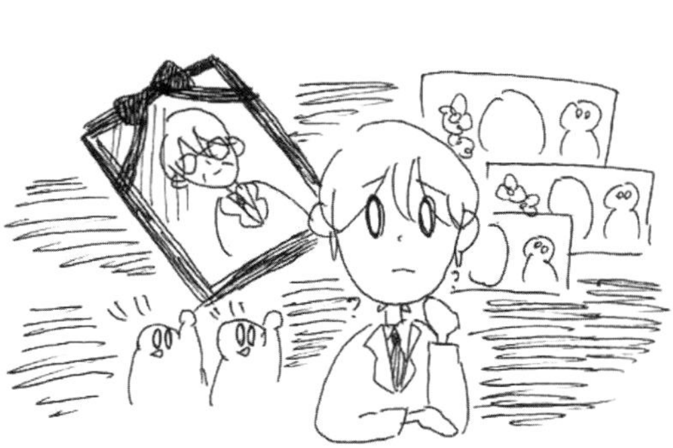

87 遺産分割協議がまとまらない場合の不利益

Q 開業医である父が先日亡くなりました。私は医師ですが兄弟は医師ではなく、父の経営していたクリニックの相続をどうするかや、私の医学部の学費などの問題で兄弟で言い分が食い違い、争って遺産分割協議がまとまりません。このまま遺産分割協議がまとまらないと、どうなるのでしょうか。

A 遺産分割が確定していなくても申告期限までに相続税の申告と納税は必要です。遺産分割が申告期限までに確定していないと税務上様々な措置が受けられないという不利益が生じます。

1．未分割での申告・納税

相続税の申告期限は相続があったことを知った日の翌日から10カ月です。

遺産分割協議がもめて、相続税申告期限までに遺産分割協議が確定しない場合でも、相続税法では共同相続人が法定相続分により取得したものとして課税価格を計算して納税しなくてはなりません。

そればかりか、遺産分割協議が確定していないと、

①配偶者の相続税額の軽減措置

②小規模宅地などの特例

③農地などの納税猶予制度の特例

④非上場株式などの納税猶予制度の特例

⑤国などに対する相続財産を贈与した場合の相続税非課税

⑥物納

などが使えなくなるという不利益が生じます。

2．申告期限後3年以内の遺産分割

ただ、申告期限までに遺産分割協議が確定しなければ、特例を全く使えなくなるというわけではなく、「申告期限後3年以内の分割見込書」を未分割のまま申告をする期限内申告書に添付しておけば、3年以内に遺産分割が確定した場合に、

ⓐ配偶者の相続税の軽減

ⓑ小規模宅地などについての相続税の課税価格の計算の特例

ⓒ特定計画山林についての相続税の課税価格の計算の特例

ⓓ特定事業用資産についての相続税の課税価格の計算の特例

などの適用を受けて相続税を計算し直した結果、納め過ぎの税金がある場合には、分割の日の翌日から4カ月以内に「更正の請求」をして、納め過ぎた税金の還付を受けることができます。

3．申告期限後3年経過後の遺産分割

3年後においても協議がまとまらなかった場合、申告期限から3年を経過した日の翌日から2カ月以内に、「遺産が未分割であることについてやむを得ない事由がある旨の承認申請書」を提出する必要があります。

ただし、この申請で承認を受けるためには、単に「相続人間との意見が合わず分割協議がまとまらない」という理由だけでは「やむを得ない事由」には該当しません。訴訟や調停などの裁判上の手続中であることなどの証明などが必要であって、かなりハードルは高いとお考えください。3年以内にまとまりそうにない場合は、弁護士に依頼して早急に訴

訟か調停をおこしてもらうことを考えるべきです。
詳しくは、弁護士・税理士にお問い合わせください。

（弁護士　坂野真一　大阪弁護士会所属）

Column

新型コロナウイルスによる突然の会場キャンセル

私が相談を受けたある学会（以下、「本学会」といいます）は、令和２年６月に各国の医師・学者を招いて大規模なシンポジウムを開催することを計画し、３日間で6000万円の会場費で会議場（以下、「本会議場」と言います）を借りる予約をしました。

ところが、今年に入り新型コロナウイルスの感染拡大でシンポジウムの中止が急遽決まり、本会議場を本年１月末日付でキャンセルしました。

すると本会議場の運営者側から「違約金として半額の3000万円を支払え」という要求が来ました。

確かに、規定上は、半額のキャンセル料を支払う内容になっていました。

しかしながら、令和２年４月７日から同年６月７日までの間は、政府により緊急事態宣言が出され、県外への移動さえむずかしい状況でした。また、海外渡航及び入国には制限が加えられていました。新型コロナウイルスの感染者数が増え続け、依然として新型コロナウイルスが猛威を振るっていた当時の状況からすれば、予定していたシンポジウム当日（６月12日～６月14日）までに新型コロナウイルスが終息するとは到底考えられず、開催することは事実上不可能でした。

本学会が本会議場の借用を申入れた目的は、国内外からの医師や医学者などを同会議場に招いて開催するシンポジウムの実施です。ところが、海外からの医師や医学者を招くどころか国内の医師や医学者に来てもらうことさえ不可能に近い状況だったのです。１か所に大人数を集めることは、クラスター発生にもつながりかねず、参加者の生命・身体に重大な危険を及ぼす行為にほかなりません。そのため、本学会としてシンポジウムを開催したくても開催できるような状況ではありませんでした。

しかも、この利用不能は本学会の責に帰すべき事由に基づくものではなく、いわば天変地異に類するものです。別の団体などが本会議場を代わりに利用できる余地もありませんでした。このような場合、利用規約に基づくとはいえ、学会側が多額のキャンセル料を支払わねばならないというのはいかにも不合理です。

他方、本会議場を運営する側にとっても、このコロナ禍は、「寝耳に水」のことであり、その点については同会議場の運営者の側が責任を負うというのも酷な面があります。会議場の運営者側にしてみれば、あてにしていた使用料が全く入ってこない上、キャンセル料もゼロというのではかなりの痛手であることは確かです。

このような場合、衡平に損害を負担する見地からすれば、一般のキャンセル料の2分の1（1500万円）程度で和解するのが落し所とも言えるでしょう。

ただ、学会実施の時期や国内外の状況からして、本学会がキャンセル料を負担するのはあまりにも酷なうえ、金額も多額であったことから、私が交渉した結果、今回に限り、キャンセル料を支払わないことで決着させることができました。

常に今回のようにうまくいくとは限りません。とはいえ、今回のように地道な交渉が実を結ぶこともあることので、安易にあきらめることなく、弁護士を介した交渉を試みてもよいかもしれません。

（弁護士　石上晴康　第二東京弁護士会所属）

88 相続（病院を医師である長男に譲るための方途）

Q 私は病院を経営しておりますが、将来は、私の病院に勤務している長男にだけ病院を相続させたいと考えています。ただ、私には長男以外にも医師でない２人の子がおります。長男にだけ優先的に病院を承継させる方法はないでしょうか。

A 「病院の相続」といっても、要は経営者の所有する全財産（土地建物、医療機械、その他を包括的に含む）の相続です。そこで、遺言や、生前贈与、民事信託といった方法を活用することが考えられます。

１．「病院の相続」とは何を相続するのか

（１）個人病院の場合

「病院の相続」というと、院長の地位の交代でしょうが、院長の地位というのは相続の対象となる財産権ではありません。

個人病院の場合に「病院の相続」というのは、院長が所有していた土地建物、医療機械、その他の財産といった包括的な全財産の相続です。

（２）医療法人の場合

医療法人における理事長の地位も、相続の対象ではありません（理事長の地位は医療法第46条の６第１項に基づき選出されます）。

医療法人の場合、平成18年医療法改正により、平成19年４月１日より前に設立された医療法人で、出資持分の定めがある場合は、出資持分の

相続が必要となります。他方、平成19年4月1日以降に新規に設立された医療法人では、出資持分の定めがありませんので、理事長を交代するだけで医療法人の後継者となれます。

2．相続対策

何も対策を取らないと、病院にかかわる財産も含めたすべての財産が、長男以外の兄弟にも法定相続分にしたがって承継されることになりかねません。そこで、具体的な対策を検討します。

（1）遺言書の作成

長男に病院を継がせたい場合は、病院に関わる不動産や医療機械などの相続人を長男に指定する必要があります。

ただし注意する必要があるのは遺留分制度です。例えば、長男に全ての財産を相続させるとする遺言書を残した場合に他の相続人が何も相続できないと、他の相続人の生活に支障が生じるおそれがあります。そこで、民法は、長男以外の兄弟にも法定相続分の半分について、遺言書の内容にかかわらず、遺留分として受け取れるとしています（民法第1042条1項2号）。そして、遺言書によって、この遺留分が侵害された場合ですが、民法改正により、他の兄弟は、これまでとは異なり侵害額を金銭で請求できることになりました（民法第1046条）。そのため、遺留分に見合う現金を予め用意しておくという対策が考えられます。

（2）生前贈与

院長が死亡する前に長男に病院財産を贈与する方法があります。これまでの民法では、遺留分を算定するための財産の価額には、亡くなられた方が相続開始時に有した財産の価額に、贈与した財産の価額を加えることとされており、相続人に対する贈与について期間の限定はありませんでした。しかし、民法改正により、相続人に対する贈与は、相続開始前の10年間にしたものに限って贈与した財産の価額を加えることとなりました（改正民法第1044条３項）。そのため、相続開始より10年以上前になされた贈与については、遺留分を算定するための財産に含まれないことになりました。ただし、その場合でも贈与税はかかります。

（３）保険の活用

院長を被保険者とし、院長が死亡した場合に承継者である長男を保険金受取人とする方法があります。こうすることによって、他の相続人から承継人である長男に対する遺留分侵害額請求がなされた場合、長男から他の相続人への遺留分侵害額に相当する金銭の支払の原資にこれを充当する方法が考えられます。

（４）民事信託

病院に関わる財産を、後継者である長男に事実上権利移転して託する方法です。上手に民事信託を組成すると、院長死亡時に相続財産から病院に関わる財産を除外でき、遺留分の問題も起こさずに承継が可能なので、近時注目されている方法です。

（弁護士　向原栄大朗　福岡県弁護士会所属）

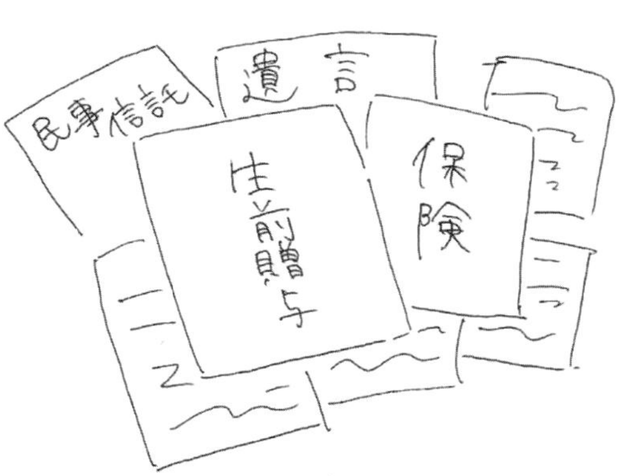

89　医院併用住宅の相続

Q 夫は、自宅兼診療所にて永年診療に従事してきましたがこの度亡くなりました。総合病院で勤務医をしていた長男が夫の診療所を承継することになりましたが、私は自宅部分で生活を続けることができるのでしょうか。

A この場合、長男が自宅兼診療所の所有権を相続し、妻が配偶者居住権を取得するという遺産分割をすることが可能です。

1．配偶者居住権

従来は、相続開始後の妻の居住を確保するためには、妻が建物所有権を相続するという方法が一般的でした。ところが、妻の取得分は所有権としての遺産評価となるため、妻の老後の資金などの取り分が少なくなるなどの問題もありました。また、妻が亡くなった場合には、再度子らに対する所有権の相続が発生することになります。

民法の改正により、新たに配偶者居住権の取得が認められることになりました（民法第1028条）。この配偶者居住権とは、配偶者が相続開始時に居住していた被相続人所有の建物を対象として、終身又は一定期間、配偶者に建物の使用を認めることを内容とする法定の権利で、所有権より限定された権利です。この権利は、遺言、遺産分割協議または家庭裁判所の審判により取得することが可能です。

そこで、本件においては上記のような遺産分割協議をすることにより、妻は相続の対象となる建物の配偶者居住権の価値を取得し、長男はその負担付きの所有権を相続することができます。これにより、通常、建物自体の価値よりも配偶者居住権の価値のほうが低額であるため、建物そのものを取得するよりも配偶者居住権の価値だけを取得することにより、妻の居住確保及び老後資金の確保がやりやすくなりました。また、長男も診療所部分を含めた建物所有権を取得することになるので、建物の改修なども必要に応じて自らの権限で行うことができます。

2．配偶者居住権の評価方法

配偶者居住権の創設に伴い、その評価額は相続税の算定や遺産分割に影響を及ぼすことになります。

配偶者居住権は、建物の時価とその建物にあとどれぐらい住めるかを数値で表した指標（建物の残存耐用年数、配偶者の平均余命など）をもとに評価します。金利を考慮して将来の価値を現在の価値に引き直す計算も行います。

建物の時価は、固定資産評価額を使います。また土地の時価は、市街地では路線価で評価し、市街地以外では固定資産評価額に一定の倍率を書ける倍率方式で評価するのが一般的です。建物の残存耐用年数は「所得税法上の住宅の耐用年数×1.5－建築後の経過年数」で求めた年数を使用します。建物の耐用年数は、建物の構造ごとに定められています。

また、配偶者居住権の存続年数は、配偶者の平均余命を使用します。なお、存続年数として一定の年数が決められている場合は、その年数を使用します。

配偶者居住権の設定、相続税評価などは、相続に詳しい弁護士、税理士などにご相談されることをお勧めします。

（弁護士　山田直樹　兵庫県弁護士会所属）

親　族（離婚など）

90　妻に対する暴力と離婚

Q　些細な口喧嘩から、妻に暴力を振るい、妻の顔などに痣ができてしまいました。その日から妻が子供を連れて家を出てしまいました。

以前にも同じような暴力を振るったことがあり、そのときには、公正証書を作成し、「再度暴力を振るった時には、親から相続した自宅の土地・建物を妻に渡す」ことを約束しています。

私は、妻から離婚だけではなく慰謝料や財産分与も請求されています。

このような場合、離婚は認められるのでしょうか。

また、慰謝料や財産分与についてはどうなるのでしょうか。

さらには、妻に対して、相続財産である自宅の土地・建物まで取られるのでしょうか。

A　暴力の程度が酷い、あるいは、他の諸事情から婚姻を継続し難い事由が認められる場合、妻からの離婚請求は認められると思います。

また、財産分与や慰謝料の請求も認められるでしょう。

自宅の土地・建物については、それが相続で取得したものであっても、奥さんに対して渡さなければならない場合もあります。

1．離婚について

妻に対して暴力を振るったことは基本的には離婚原因になります。よって、妻に対して暴力を振るったことが証明されれば、離婚は認められる可能性があります。

2．財産分与と慰謝料について

財産分与は、離婚時における財産の清算です。離婚原因が何であれ、結婚後に夫婦で形成した財産があれば、財産分与をしなければなりません。

また、暴力行為は程度によって、暴行罪・傷害罪が成立し得る違法な行為です。

よって、暴力を振るったことが証拠上認められれば、妻からあなたに対する慰謝料の請求も認められます。

3．自宅の土地・建物について

親から相続した財産は、結婚後、夫婦で形成した財産ではありません。よって、本件の場合、自宅の土地・建物は、本来、財産分与などの対象にはなりません。

しかし、本件の場合、公正証書で「再度暴力を振るった時には、親から相続した自宅の土地・建物を妻に渡す」との契約をしています。

そのため、あなたは奥さんとの契約によって、本来は渡す義務のない不動産を渡さなければならなくなる可能性が出てきます。

ただし、相続財産の価値があまりにも過大な場合は、公正証書を作成した約束自体が公序良俗違反として無効となる可能性があります。

4．夫婦間の契約の取消し

民法第754条は「夫婦間でした契約は、婚姻中、いつでも、夫婦の一方からこれを取り消すことができる」と規定しています。

そうだとすれば、本件でも公正証書でした契約を取り消すことができそうです。

しかし、最高裁判所は、夫婦関係がすでに破たんに瀕しているような場合に行った契約は取り消すことができない旨判示しました（最高裁昭和33年３月６日判決）。

契約当時、破たんには瀕していなかったが、破たんした後に契約を取り消すこともできない旨判示した判例（最高裁昭和42年２月２日判決）もあります。

簡単に言えば、民法第754条によって夫婦間の契約を取り消すことができる場合というのは、「夫婦が円満な間に締結した契約を、夫婦が円満な間に取り消す場合に限られる」ということになります。

本件の場合、１回目の暴力の後の契約であり、かつ、公正証書まで作成している、すなわち、お互いの信頼関係が築けていない状況にあるのですから、婚姻関係が破たんに瀕していると判断される可能性があります。

夫婦間といえども安易な契約を締結すべきではありません。

5．婚姻前に締結した契約や内縁関係の場合

本件の事例ではありませんが、婚姻前に締結した契約を、その後、婚姻したからといって民法第754条で取り消すことはできません。

また、内縁関係の妻に対する贈与契約を、民法第754条を類推適用して取り消すことを許さないとした裁判例もあります（高松高裁平成６年４月19日判決）ので、この点も注意してください。

（弁護士　武本夕香子　兵庫県弁護士会所属）

91　妻の浪費と離婚

Q　私の妻は、専業主婦なのですが、高価な宝石やブランド品を身に着けるのが大好きで、医師である私が一生懸命に働いて、収入を得ても一向に貯金ができません。私は妻の浪費癖を直そうと思い、何度も妻に注意してきましたが、妻は、私の忠告には一向に耳を傾けてはくれません。

私は、長年、妻の浪費に目をつぶってきましたが、子どもたちが成長するにつれ、学費や生活費も高額になってきますし、さすがの私も耐えられなくなってきました。妻の浪費を原因として離婚を求めることはできないのでしょうか。

A　浪費の程度が過度で共同生活に支障をきたすと認められる場合など事案によっては、妻の浪費などを原因とした離婚が認められる場合があります。

1．離婚理由について

裁判で離婚が認められるためには、

①配偶者に不貞な行為があったとき

②配偶者から悪意で遺棄されたとき

③配偶者の生死が３年以上明らかでないとき

④配偶者が強度の精神病にかかり、回復の見込みがないとき

⑤その他婚姻を継続し難い重大な事由があるとき

とされています（民法第770条１項）。裁判所により、妻の浪費が⑤婚姻を継続し難い重大な事由と認められれば、妻が離婚を拒否しても離婚請求は認められることになります。問題は、具体的にどのような場合がこれに該当するかです。妻の浪費が婚姻関係を継続し難い重大な事由に該当するか否かは、裁判官の自由裁量によって決定されます。

たとえば、不必要に高額なブランド品や宝石を購入したり、ギャンブルに大金をつぎ込んだり、サラ金からの借財まで重ねるなどの浪費行為も、その程度が過ぎて、婚姻関係を破綻させ、回復の見込みがない程になったと認定されれば、これを理由として離婚が認められます。

２．本件事案の場合

本件の場合、夫に十分な収入はあるが、妻の浪費の程度が夫の収入をもってしても過度で、共同生活に支障をきたすと認められる場合は、離婚が認められる可能性もあります。

３．長期の別居について

妻の浪費が原因で別居に至り、別居期間が３年以上の長期間に至った場合などについても離婚が認められるでしょう。

４．離婚の手続について

離婚原因があり、すぐにでも離婚したい場合でも、いきなり離婚の裁判を起こすことはできません。わが国では、離婚裁判を起こす前には家庭裁判所に離婚の調停手続（話合い）を申立てる必要があります。

そして、調停手続で十分に話合いを行い、離婚などの話がまとまらなかった場合、離婚の裁判を起こすことができます（調停前置主義）。詳しくは、弁護士にご相談ください。（弁護士　武本夕香子　兵庫県弁護士会所属）

92 子どもに対する暴力と離婚

Q 医師である私としては、子どもは、将来、病院を背負って立つ大事な跡取りなので、厳しくしつけようと思い、つい子どもに対して手を上げてしまいました。妻からは、私が子どもを叩いたことを理由に離婚を求められています。私は離婚に応じなければならないのでしょうか。仮に離婚に応じた場合、私のほうに経済力があるのに、子どもの親権を取れないといったことはあり得るのでしょうか。

A 妻からの離婚要求に必ずしも応じなければならないわけではありません。離婚の際、子どもに対して暴力を振るったことのみを理由に親権者になれないわけではありません。ただし、親権者になれない場合も十分に考えられます。

1．離婚について

夫婦の一方が離婚を拒否する場合、離婚が認められるためには、法律上の離婚原因が必要になります。子どもに対するしつけについて多少の行き過ぎがあったからといって直ちに法律上の離婚原因に結び付くわけではありません。

しかし、妻が子どもの保護を理由に自宅を出て長期間別居を余儀なくされた場合には、法律上の離婚原因が認められることがあります。離婚原因となり得る長期の別居というのがどの程度の期間が必要かという点については現在の法律には規定がありません。最近は３年以上の別居期間がなければ、離婚が認められないケースが増えています。また、子どもに対してではなく、妻に対する暴力であれば、３年以上の別居期間がなくても離婚は認められる可能性はあるでしょう。

２．親権者について

本事案で離婚に至った場合、夫か妻のどちらに親権者としての適格があるかは、明確ではありません。子どものためを思い、厳しいしつけをしていたところ、たまたま行き過ぎてしまうことは、親としてはあり得ることだと思います。

しかし、子どもに対してけがを負わせるとか、長期間、食事を与えないなど、虐待の域に達する場合は、しつけとは到底いえず、親権者としての適格がないと判断されるでしょう。

明らかな虐待とまではいえないようなしつけの場合には、子どもに暴力を振るったからといって親権者になれないわけではありません。ただし、経済力があるからといって親権者が認められるわけでもありません。経済力の格差は、養育費などにより補完できるからです。

親権者としての適格は、親権者が決まるまでの間、母親と父親のどちらが子どもの養育を現実に行っていたのか、子どもの年齢など、子どもの福祉を最大限考慮して決めることになります。

詳しくは、弁護士にご相談ください。

（弁護士　武本夕香子　兵庫県弁護士会所属）

93　収入減と養育費の金額

Q

私と離婚した妻との間には、子どもが２人います。離婚に際して妻からの要望を受け入れ、未成年者１人当たり月額金40万円の養育費を支払う約束をしました。ところがその後、周囲に同じ科のクリニックが急激に増え、私の医院の売り上げも減少する一方です。また私は、再婚し再婚相手との間に子どもが１人できたため、新たな家族の生活も支えていかなければなりません。

そのため、前妻との子ども２人に合計金80万円もの養育費を払い続けることが困難になってきました。

私は、約束どおり、１人当たり月額金40万円の養育費を払い続けていかなければならないのでしょうか。

A

養育費の金額は変更することができます。

収入状況が悪くなったというのであれば、養育費の金額を減少させることができる場合があります。収入状況は変わらないが、新たに扶養家族が増えたという場合も同様に減少させることができる場合があります。

１．養育費の金額

養育費は、離婚時の双方の収入バランスによって決まってきます。

2．養育費の増減

養育費の金額は、離婚の際に一旦養育費の金額を取り決めたとしても、その後の事情の変化などがあれば、変更させることができます。

離婚後、一方の親の収入が上がったり、下がったりすることもあるでしょう。離婚の際には、将来の収入額まで予想して取り決めることはできません。

そのため、一方の親の収入が大きく変動した場合などには、一方の親から養育費について増額ないし減額の請求のいずれも可能です。

本件の場合は、クリニックが増えたことで養育費を支払う側の収入が減少し、扶養家族も増えるわけですから、養育費の減額を求めれば、認められる可能性は高いでしょう。

3．取り決めを変更する手続

離婚の際、養育費を公正証書や調停手続、あるいは、裁判上の和解手続などで取り決めていた場合、養育費を減額させたり支払わなかったりすると、いきなりあなたの財産を差し押さえられるリスクがあります。

そのため、上記の手続により強制執行ができる形で養育費を取り決めた場合には、改めて調停手続や審判手続など新たな法的手続を経る必要があります。

養育費減額の調停を申し立てた場合は、双方の収入状況を確定申告や源泉徴収票などで確認し、お互いの話し合いで養育費の金額を再度取り決めることになります。

最高裁判所のホームページでは、養育費の算定表（https://www.courts.go.jp/toukei_siryou/siryo/H30shihou_houkoku/index.html）を一般に公開しています。

算定表は、養育費の金額を決める際の一応の目安です。

ただし、もともと定めていた養育費の金額があまりにも低かった場合、養育費減額の調停を申し立てたところで、逆に増額することになる場合もありますので、まずは弁護士など専門家にご相談することをお勧めします。

（弁護士　武本夕香子　兵庫県弁護士会所属）

94 離婚に際して取り決めた養育費

Q

調停で離婚した際、妻が「長男を私大の医学部に行かせたいから」ということで、長男が26歳になるまでの間、養育費を支払う約束をしました。

ところが、結局、長男は医学部には行かず、文系の学部に行くことになりました。

私は、約束どおり、26歳まで長男の養育費を払い続けていかなければならないのでしょうか。

A

26歳まで支払い続ける必要はありません。

養育費は、親の子に対する扶養義務の一環であり、子が20歳になれば、経済的に自立すべき年齢に達しているといえます。そのため、養育費は原則子が20歳になるまでとされています。

ただし、一旦取り決めを交わした以上、改めて家庭裁判所に養育費についての調停を申し立てて、調停手続で養育費の終期と金額を決め直す必要があります。

1．養育費

親権者でない親にも子に対する養育費の負担及び支払義務があります。

養育費というのは、未成熟子の生活費であり、親子関係の存在に基づく扶養義務であると解されています。

2．養育費の終期

養育費の性質からして、一般的には、養育費は20歳までとされる場合がほとんどです。

ただし、20歳を超えたら養育費を支払っていけないというわけではありません。

今日では、大学に行くケースが多いので、当事者間の合意により、20歳を超えても養育費を負担する旨の取り決めをすることはできます。

養育費を取り決めた際に「医学部に行くことを条件として」といった前提条件が付いていた場合は、医学部には行っていないわけですから、20歳を超えた場合は、特に当事者間で別段の定めをしていない限り、20歳になった段階で養育費を支払わなくてよくなることもあるでしょう。

3．成年年齢引き下げと養育費

なお、平成30年６月30日、民法が改正され、成年年齢が18歳に引き下げられることになりました[1]。

しかしながら、改正民法施行後も原則20歳までは養育費が支払われることが多いとされており[2,3]、成年年齢が引き下げられたからといって必ずしも18歳で養育費の支払いを止めることができるとは限りません。

4．取り決めを変更する手続

養育費を公正証書や調停手続、裁判上の和解手続などで取り決めた場合は、当事者間の合意による変更ではなく、改めて調停を起こして、その中で手続の終期乃び金額を決め直すほうがよいでしょう。

注

1　令和４年４月１日からは、改正民法施行により18歳で成年とみなされます。

2　民法の一部を改正する法律案に対する付帯決議（平成30年６月12日参議院法務委員会）「成年年齢と養育費負担終期は連動せず未成熟である限り養育費分担義務があることを確認するとともに、ひとり親家庭の養育費確保に向けて、養育費の取決め等について周知徹底するなど必要な措置を講ずること」

3　法務省ＨＰ「子が成年に達したとしても、経済的に未成熟である場合には、養育費を支払う義務を負うことになります。このため、成年年齢が引き下げられたからといって、養育費の支払期間が当然に『18歳に達するまで』ということになるわけではありません」（平成30年10月４日付「成年年齢の引下げに伴う養育費の取決めへの影響について」）

なお、ここにいう養育費には扶養料も含まれるとされています。

（弁護士　武本夕香子　兵庫県弁護士会所属）

あとがき

私たちが医療問題研究会を立ち上げるきっかけになったのは、大野病院事件です。医師が医療行為で逮捕される姿がテレビに写し出される映像は衝撃的で、今でも私たちの脳裏に焼き付いています。

大野病院事件までは、仮に医師が医療行為においてミスをしたとしても、よほどのことがない限り、医師が起訴されることは聞いたことがありませんでした。ましてや医師が医療過誤で逮捕されるなどという事例は、当時、考えられなかったのです。

医師は、我々弁護士と同じく、人を救いたいとの思いで医師という職業に就いているはずです。故意に人を傷つけようと思って医療行為を行っている医師は一人もいません。

また、医療行為というのは、きわめて専門性が高く、しかも、医療技術や医療知識は日進月歩で進歩しています。医療行為の「過失」のとらえ方は難しく、犯罪が成立するかどうかは極めて慎重に判断されなければなりません。

そのため、仮に医師の医療行為に業務上過失致死傷罪の疑いが存在する場合でも、通常はいきなり逮捕するというのではなく、在宅（逮捕するのではなく、必要な時にのみ出頭を求める）での取調べを行い、あるいは、起訴する場合でも在宅で起訴する流れでした。

実際、大野病院事件でも逮捕された医師は無罪が確定しており、医療行為における業務上過失致死傷罪の成否の判断がいかに困難であるかを示す結果となりました。

しかしながら、逮捕された医師にとっては、逮捕されたというだけで、まるで犯罪者であるかのように世間から見られてしまう危険があります。

場合によれば、医師生命の危機といった重大なリスクを抱えることにもなりかねません。

また、医師の逮捕といったセンセーショナルな報道は、広く報道され、人々の目に焼き付けられます。しかし、当該医師に無罪判決が出たという報道は、何年も後になってからの報道であり、広く報道されません。仮に、報道されたとしても、ほとんど気にも留められず、傷ついた信用は元には戻りません。

わが国では、医師は裕福で、社会的にも経済的にも優遇されているといったイメージがあり、マスコミは医師を叩くのに、より熱心となるように見えます。

医師は、医療で人を救うことには熱心ですが、自分の身を守ることは後回しにしている方が多いように見受けられます。

医師としての立場や職業環境などが劣化すれば、医療の質の低下を招きかねず、ひいては、良質な医療を受けるという市民の利益を損ないかねません。

すなわち、医師の立場や環境を大事にするということは、医師による高度な医療行為を受けるという市民の利益を守ることに直結するのです。

そこで、この度、医師が安心して医療行為に専念できるようにするため、我々弁護士がどのような役割を果たせるかということを考え、弁護士による全国的なネットワークを作ることで医師をバックアップする研究会を立ち上げることにしました。

そして、医師の立場に立った、わかりやすい著書を作成することにより、少しでも安心して医療に専念できるためのお役に立てるようにと考え、この本の執筆を手掛けました。

東京弁護士会の鈴木孝昭弁護士は、医師としての資格及び経験を持っており、この本の執筆に当たり、同弁護士に執筆者の一人として加わっていただいただけでなく、著書の内容に多くの示唆を頂戴しました。

校正にはウィン綜合法律事務所事務員の山口良榮さんに大変お世話になりました。

この度、何とか本の出版という船出を迎えることができましたが、今後、実際の現場で弁護士が医師の業務を法的にバックアップすることは、まだまだこれからだと思います。

この本が少しでも医療の発展に貢献し、一人でも多くの患者に良質な医療が行き届くよう、そのための一助となれば、幸いです。

全国医療問題研究会一同

全国医療問題研究会の方針

医療・病院経営のお役に立つために

医師の世界でも、法律問題はかつて以上に身近になりつつあります。ことに、近年は、以前であれば法的紛争にならなかったトラブルでも、容易に法的紛争そして訴訟に発展する傾向が見られます。

法律問題は、ストレスにつながります。ストレスを抱えたままで、よりよい医療を行うことは困難です。

そこで我々は、これまで培ってきた法律家としての経験と知識を活かし、医師の皆様が抱える法律問題に対するアドバイザーとなって、医師の皆様の法的トラブルを軽減し、もって医療に専念していただく環境をつくりたいと考えました。

そうすることで、ひいては、医療の発展にも寄与するお手伝いもできるのではないかと考えております。

全国医療問題研究会
代表　石上晴康
（石上法律事務所）

✣執筆者一覧（五十音順）

石上晴康（いしがみ・はるやす）

弁護士　東京大学法学部卒
石上法律事務所
〒105-0004　東京都港区新橋４丁目5-1　アーバン新橋ビル10階
Tel. 03-5408-8655　Fax. 03-5408-8656
http://www.ishigami-lawoffice.com/　satindoll@ishigami-lawoffice.com

上山幸正（うえやま・ゆきまさ）

弁護士　中央大学法学部卒
弁護士法人かごしま　上山法律事務所
〒892-0817　鹿児島市小川町3-3　ＭＯＫＯＴＡビル
Tel. 099-227-7711　Fax. 099-227-7722
https://www.loueyama.com/　ueyama@loueyama.com

坂野真一（さかの・しんいち）

弁護士・税理士　京都大学法学部卒
ウィン綜合法律事務所
〒530-0047　大阪市北区西天満4-11-22　阪神神明ビル901号
Tel. 06-6360-6110　Fax. 06-6360-6120
https://www.win-law.jp/　sakano@win-law.jp
著書・論文（共著）　『最高裁判決2008－弁護士が語る』『企業不祥事に関する取締役の責任』『判例法理取締役の監視義務』『不倫したい男、離婚したい女が読む本』

鈴木孝昭（すずき・たかあき）

弁護士・医師　群馬大学医学部卒
弁護士法人MIA法律事務所
〒104-0061　東京都中央区銀座2-8-18　グランベル銀座ビル702
Tel. 03-6274-8164　Fax. 03-6274-8165
https://mialaw.jp/　doctor@mialaw.jp
著書・論文　『裁判例から考える同意書・謝罪の意味』『病院安全教育・身体拘束に関する判例からわかること』（全４回）『弁護士のための医療法務入門』

武本夕香子（たけもと・ゆかこ）

弁護士・税理士　京都大学大学院法学研究科修士課程（法学修士）修了
ウェリタス法律事務所
〒664-0852　兵庫県伊丹市南本町２丁目4-6　コバコンスビル２階
Tel. 072-787-8010　Fax. 072-787-8011
https://www.veritas-law.jp/　veritas7@abeam.ocn.ne.jp
著書・論文　『司法改革の失敗』『司法崩壊の危機』

牧野　聡（まきの・さとし）

弁護士・税理士　中央大学法学部卒
ブライト法律事務所
〒604-8166　京都市中京区三条通烏丸西入御倉町85番地１　烏丸ビル６階
Tel. 075-221-0505　Fax. 075-221-0620
http://www.bright-lawoffice.com/　bright-law@lily.odn.ne.jp
著書・論文　『裁判実務大系28巻　震災関係訴訟法』『最高裁が日本を変えた』（共著）

向原栄大朗（むこうはら・えいたろう）

弁護士　中央大学法学部卒・関西大学法務研究科卒
向原総合法律事務所
〒810-0001　福岡市中央区天神2-14-2　福岡証券ビル７階
Tel. 092-406-2399　Fax. 092-791-1762
http://www.mk-law.jp/　emukouhara@mk-law.jp
著書・論文　『弁護士独立のすすめ』『弁護士　独立・経営の不安解消Ｑ＆Ａ』（第一法規・共著）

山田直樹（やまだ・なおき）

弁護士　神戸大学大学院法学研究科博士前期課程修了（法学修士）
中はりま法律事務所
〒670-0947　兵庫県姫路市北条1-285-10
Tel. 079-225-5522　Fax. 079-225-5533
http://yt-lo.jp/　yamada-law@memenet.or.jp

増補改訂版　**先生大変です!!**
お医者さんの法律問題処方箋

発行日　2021年4月30日

著　　者　全国医療問題研究会©
イラスト　牧野　萌
発 行 者　兵頭圭児
発 行 所　株式会社 耕文社
〒536-0016　大阪府大阪市城東区蒲生1丁目3-24
TEL.06-6933-5001　FAX.06-6933-5002
http://www.kobunsha.co.jp/

ISBN978-4-86377-062-1　C0032
（落丁・乱丁の場合は、お取替えいたします）